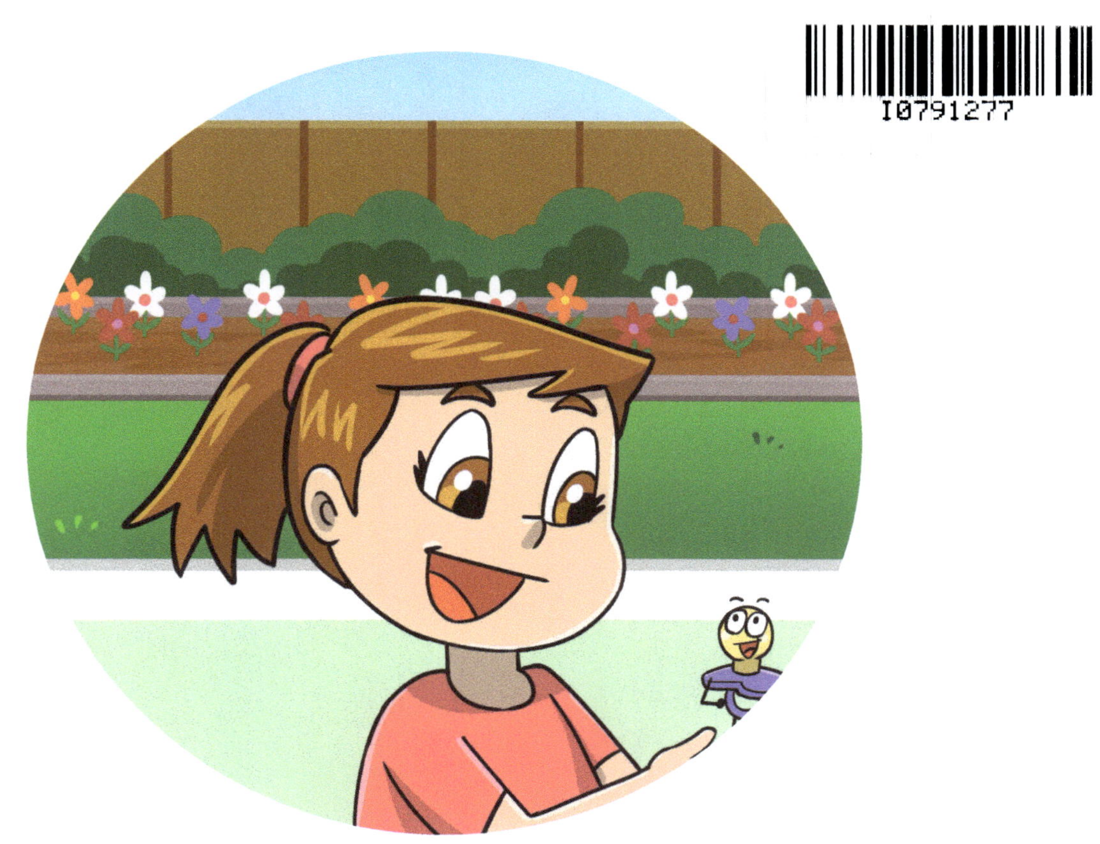

Bebi e Ciuccio

ANNA BIAVATI   ADELE SPINNATO

Bebi e Ciuccio

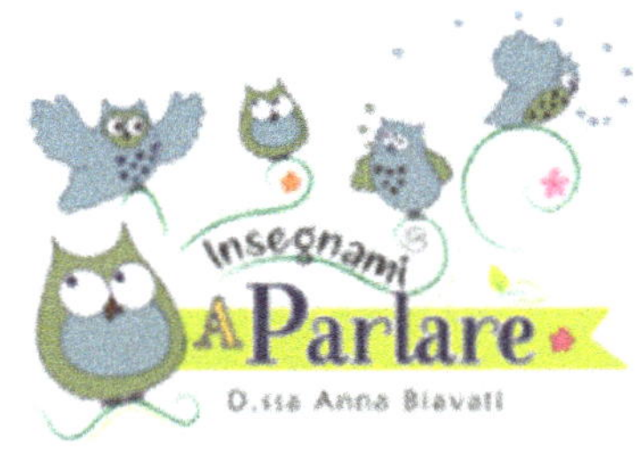

A cura di
Anna Biavati
Adele Spinnato

Testi: Anna Biavati e Adele Spinnato
Illustrazioni Vicente Guardia Ortega e
Adif Purnama

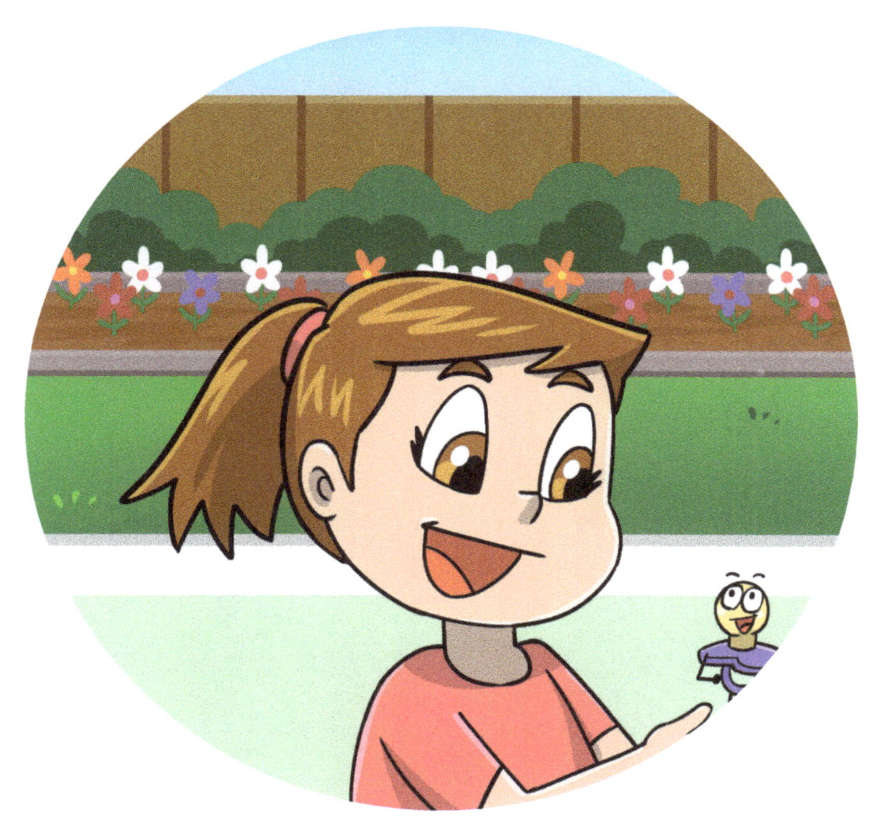

Bebi e Ciuccio

ANNA BIAVATI   ADELE SPINNATO

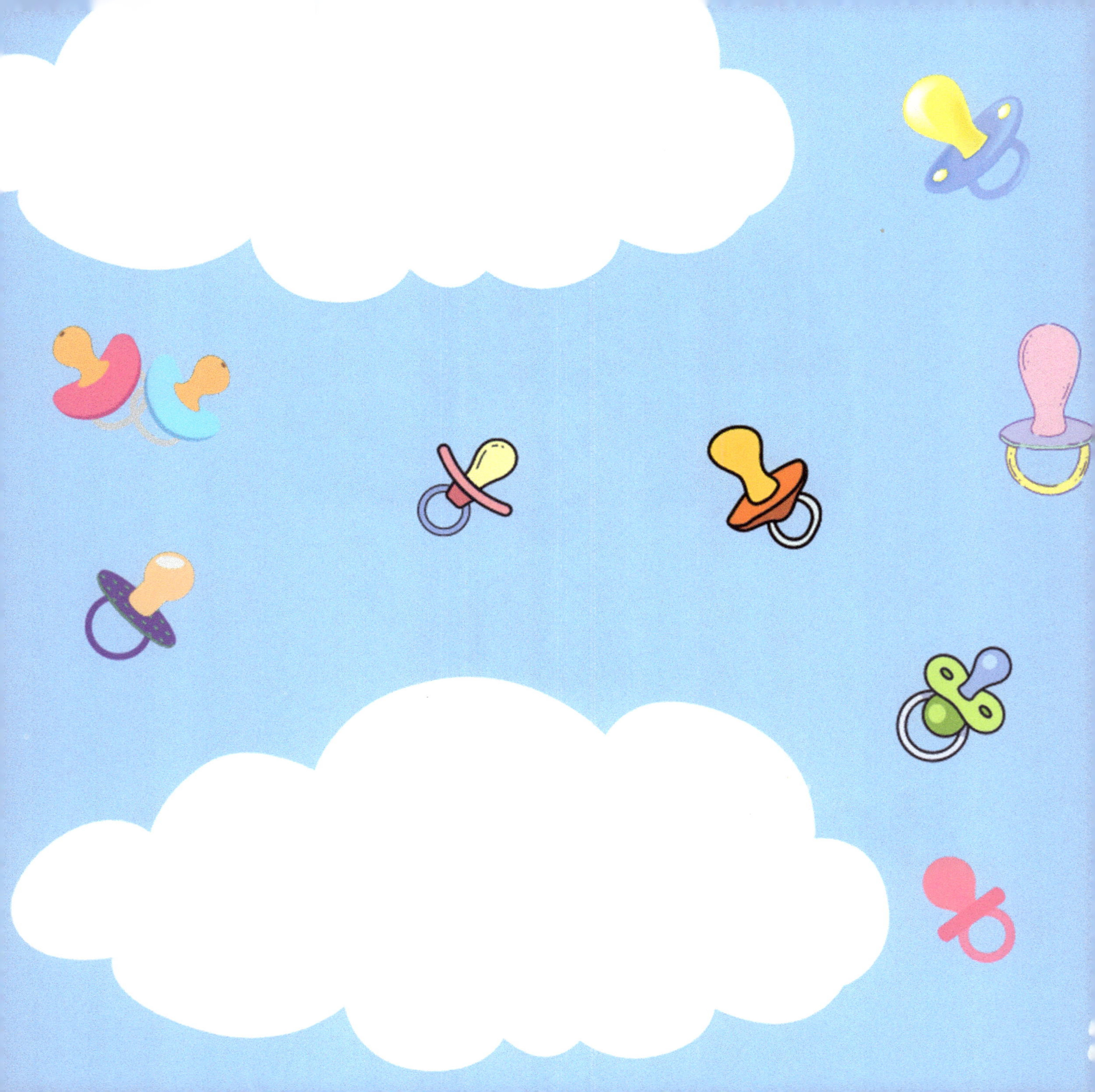

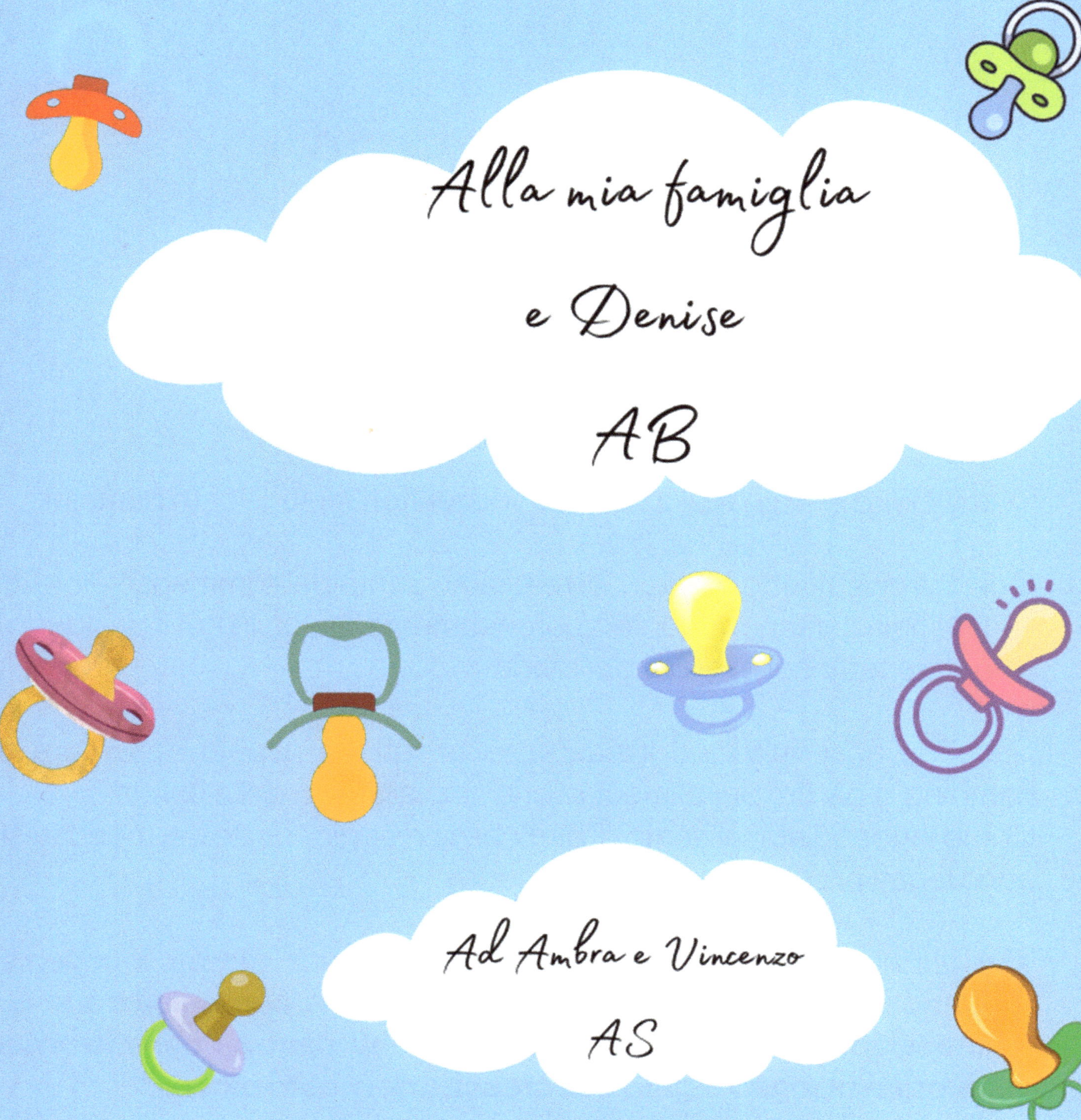
Alla mia famiglia
e Denise
AB
Ad Ambra e Vincenzo
AS

Introduzione

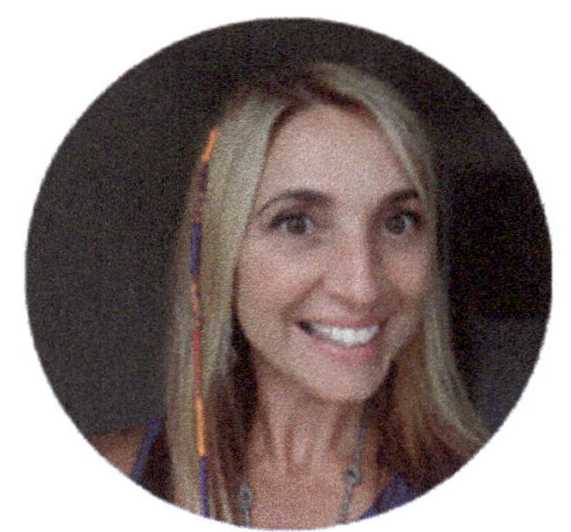

Questo libro è stato realizzato per voi genitori e per i vostri bambini.

Quando diventiamo genitori, ci rendiamo conto delle immense gioie che i nostri figli ci danno, e contemporaneamente nasce in noi il desiderio di voler fare tutto nel migliore dei modi.

Nascono così dubbi ed insicurezze, in tutti gli aspetti della cura del bambino, a partire dall'alimentazione sino alla cura della parola.
Come logopedista mi sento di dire che la maggior parte dei meccanismi sono legati proprio alla comunicazione.

"Per chi non mi conoscesse sono la D.ssa Anna Biavati, logopedista pediatrica multilingue ed il mio motto **è che la comunicazione e la connessione debbano essere gli elementi centrali per affrontare qualunque bisogno legato alla crescita dei nostri piccoli."**

Tra i tanti temi da affrontare in questo mondo ho selezionato quello forse più dolce ed in apparenza banale ma in realtà "il ciuccio" ricopre un ruolo importante nello sviluppo del bambino al di là di ogni immaginazione.

Il ciuccio ha un ruolo importante nello sviluppo del bambino, ma il dilemma rimane sempre:
"Farò bene a dare il ciuccio?"
"Sarà meglio che si succhi il dito?"
"Quando dovrò toglierlo?"
"Piange sempre ed il ciuccio aiuta"
"Cosa devo fare, il mio bambino non ne vuole sentire parlare di lasciarlo"

Questa è solo una piccola selezione dei commenti e delle domande che ricevo giornalmente nel mio gruppo di **Facebook "Insegnami a parlare".** Ed è grazie a questi stimoli che abbiamo pensato ad una proposta che trattasse l'argomento in modo originale e divertente.

Con questo libro non abbiamo la pretesa di aver trovato la soluzione, ma di aiutare il tuo bambino **a capire che avere il ciuccio è un viaggio,** ed in questo caso è il bambino che ha già preso la decisione di lasciarlo andare, ma il ciuccio non se ne vuole andare… eh sì, **usiamo una psicologia al contrario!!**

Creare questo libro con la D.ssa Adele Spinnato, che fa parte del mio team, è stata una esperienza fantastica, perché abbiamo analizzato tutti gli aspetti possibili e ci siamo confrontate come professioniste ma sopratutto come mamme.

Lei ha un bimbo molto più piccolo dei miei e quindi molto più fresca in questa esperienza. Ci siamo chieste come poter supportare in modo concreto i bambini nel momento dell'allontanamento dal ciuccio e soprattutto come potergli **trasmettere la positività** e la serenità di cui necessitano, per vivere questo problematico distacco.

Volevamo realizzare un qualcosa in una **chiave** assolutamente **nuova**: non è il bambino che non può fare a meno del ciuccio, bensì è il ciuccio ad avere un attaccamento verso il bambino.

E' importante che il bambino possa vedere il ciuccio come un amico di viaggio che alla fine del tragitto dovrà volare via per proseguire il suo cammino e accompagnare altri amici bisognosi della sua compagnia. **La nostra storia ha un linguaggio semplice, intuitivo e ripetitivo.**

Nella quotidianità sarete proprio voi a dover cambiare il linguaggio di tutti i giorni e dire al vostro bambino "Oh mamma mia, guarda un po'….. il ciuccio è proprio appiccicoso, lui ha bisogno di te, ma tu diglielo pure che sei grande".

Come logopedista ho tenuto conto delle capacità linguistiche e comunicative del tuo bambino come ad esempio:

- Usare i gesti e stimolare l'imitazione di questi: NO con la mano, stop con due mani, fare il no con la testa come segnale di "NON HO BISOGNO DI TE CIUCCIO!".
- Stimolare l'imitazione delle espressioni del viso, bocca aperta, faccia arrabbiata!
- Fare le onomatopee: ohhhh, noooo, Oh oh
- Imitazione di parole semplici: NO, VIA, GRANDE (io sono grande)
- Imitazione di frasi: No ciuccio, Basta ciuccio, Io sono grande, Io sono forte, Io ho 2 anni, io ho tre anni, Ciao ciao ciuccio, Torna al tuo albero.

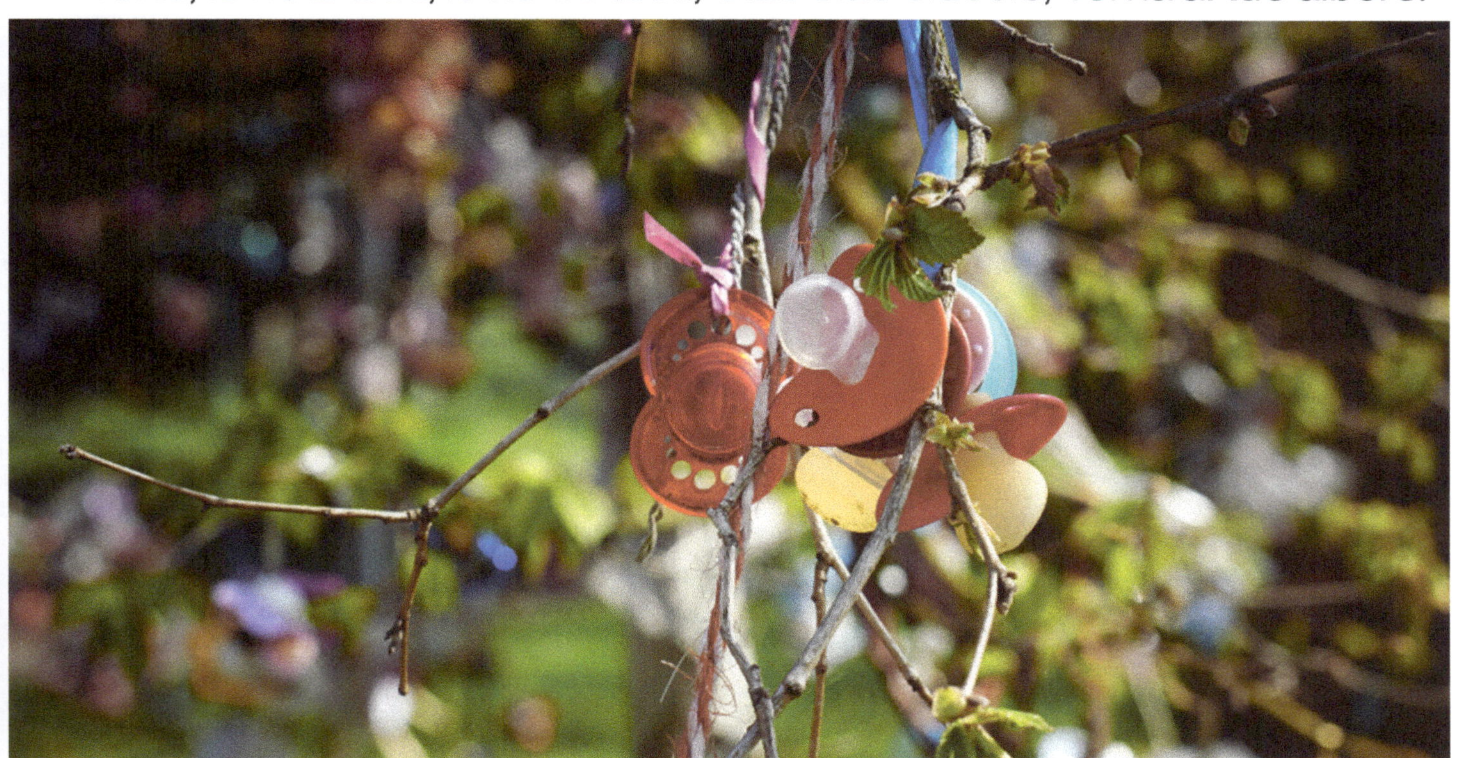

Questo libro è complementare a tutta la mia filosofia di lavoro: **voi stessi state facendo un viaggio** con il vostro bambino nel sostenerlo in questo momento di cambiamento, accettando ogni passo e supportandolo indipendentemente dalle sue **capacità linguistiche.**

E' molto importante infine, **celebrare** sempre i **successi** del vostro bambino concentrandovi su quello che è riuscito a fare. Quella sarà una molla per stimolare la memoria emozionale e fissare il ricordo positivo.

Ora vi saluto e vi ringrazio per avermi scelto, sappiate che voi genitori siete la mia ispirazione cosi come lo sono tutte le magnifiche condivisioni che realizzate sul nostro gruppo di facebook.
https://www.facebook.com/groups/insegnamiaparlare

Dssa Anna

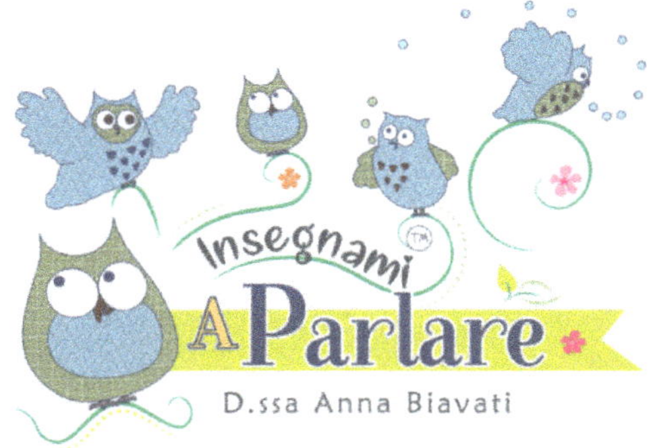

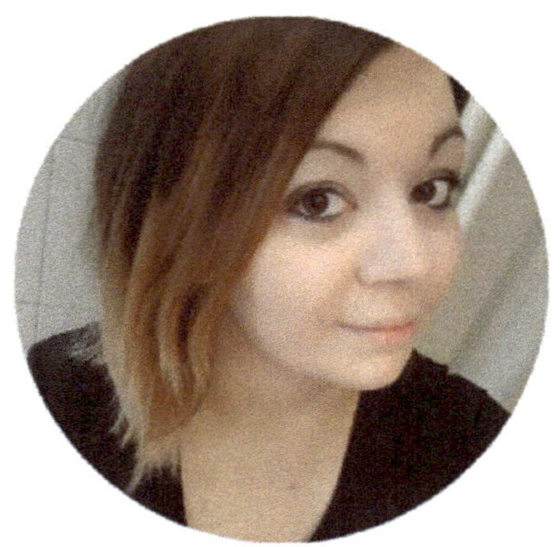

Mi chiamo Adele Spinnato, sono un tecnico di Psicologia.

Dopo tre anni di servizio presso una comunità sociale siciliana e un trasferimento al nord d'Italia, ho avuto l'immensa gioia di diventare mamma per ben 2 volte.

Il mio secondogenito è nato con una malformazione oro-facciale che si chiama **labiopalatoschisi**. Questa malformazione comporta vari rischi a livello uditivo, dentistico e linguistico e così grazie al mio **"Super Vincy"** ho scoperto il regno di Insegnami a Parlare, ed ho conosciuto personalmente la Dr.ssa Anna in occasione del corso tenutosi a Milano sullo sviluppo dell'Imitazione. Col tempo è nata una bellissima collaborazione, poiché c'è tantissima psicologia dietro tutto quello che comprende lo sviluppo del bambino.

Questo progetto ha le nostre impronte professionali ma soprattutto le nostre esperienze materne. **Il ciuccio non è un nemico da combattere** perché è legato all'istinto di suzione innato, ed essenziale.

Come per ogni cosa però ha un tempo che inizia e finisce; questa fase di passaggio, come molto spesso accade per i bambini, è ricca di **emozioni importanti** che vanno riconosciute, ascoltate e accolte nel modo più attento possibile.

La mia prima genita non ha mai voluto il ciuccio, il suo strumento di consolazione era il pollice e anche la punta del cuscino (immaginate quante federe ho lavato e buttato, consumate dalla saliva).

Per "spezzare" l'attaccamento al pollice, abbiamo incrementato i **momenti di gioco** che prevedevano l'uso delle mani, per riflettere con la bambina, sull'importanza delle sue manine per creare, costruire, modellare, impastare, suonare e molto altro ancora. **In un primo momento quindi il nostro obiettivo è stato quello di ridurre il tempo e le occasioni per succhiarsi il pollice.**

Intorno ai due anni e mezzo avevamo superato questo "rituale" per tutto il giorno, ma restava presente nella fascia serale, ovvero prima della nanna.

Mia figlia conciliava il sonno con una ninna nanna e il suo ditino. Devo dire che questa è stata la fase più dura, perché per i bambini è una vera consolazione.

Che sia il ciuccio, il dito, il seno della mamma o il biberon, loro sentono di averne estremamente bisogno. Dunque non mancarono anche per noi i tentativi falliti, le opposizioni e quel bruttissimo senso di inadeguatezza che ogni genitore purtroppo prova.

Un bel giorno ho pensato di improvvisare una storia proprio sulle mani. Il protagonista era proprio il pollice, quel ditino non voleva proprio separarsi dalla bocca della sua bambina.

Mia figlia si divertì molto e man mano si scoprì pronta a lasciar andare quel pollice.

Non abbiamo la pretesa di risolvere il "problema" con una storia ma **crediamo fermamente nel potere dei bambini**, sappiamo che per metterci in connessione con loro, dobbiamo pensare come loro. Abbiamo costruito attorno al ciuccio, una favola che possa farli **fantasticare** e al contempo **riflettere** sulle tappe di sviluppo raggiunte

Crescere spaventa, non soltanto noi genitori ma soprattutto i bambini, perché il loro innato desiderio di autonomia e conquista dell'indipendenza, va a scontrarsi con le difficoltà in cui incorrono nel quotidiano, e alle piccole sfide che sono tenuti a superare, che sia la semplice paura del buio, il dormire da soli o frequentare la scuola dell'infanzia.

Pertanto, la nostra missione è principalmente quella di **infondere fiducia nei bambini**, aiutarli a cogliere gli aspetti positivi dell'essere grande e invogliarli ad abbandonare il ciuccio con **consapevolezza**, scoprendosi capaci di farlo e pronti per farlo.

La storia è impreziosita da illustrazioni colorate e grandi che stimolano nel bambino **sentimenti positivi** e attenzione e disegni da colorare per rendere la partecipazione più attiva.

Adele Spinnato

La suzione

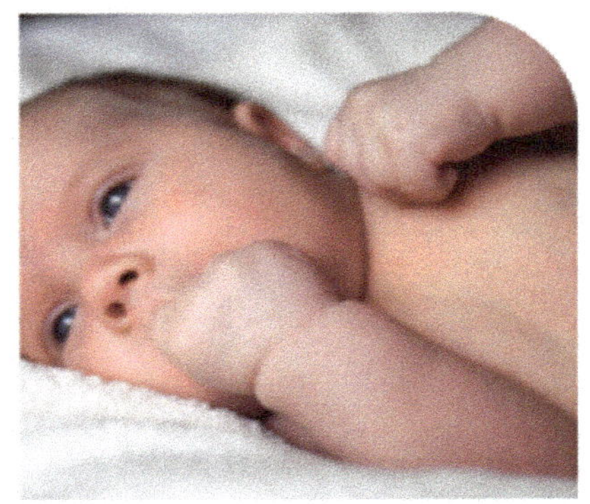 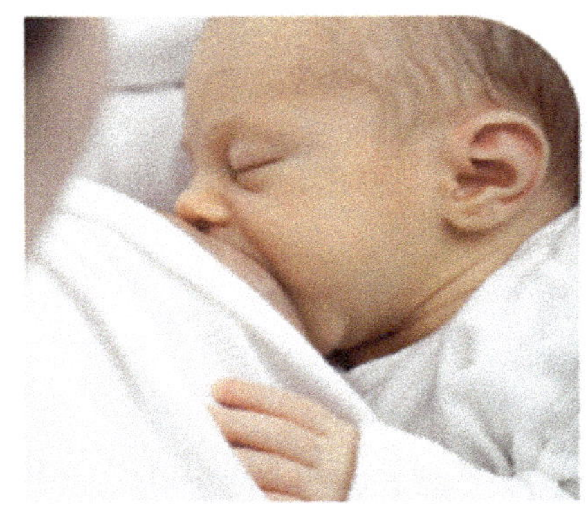 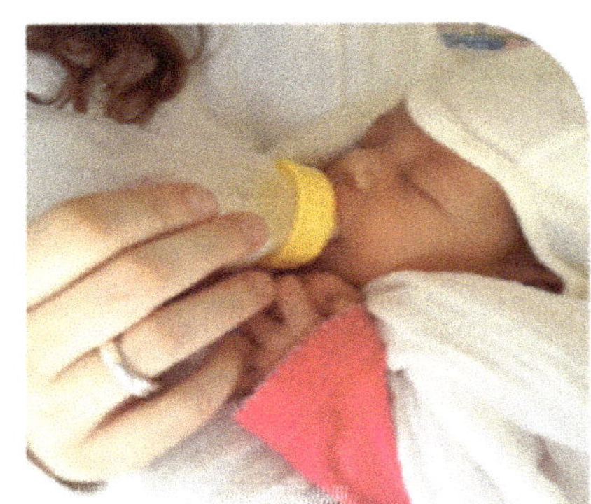

La suzione è un riflesso che accompagna il bambino fin dalla vita fetale, influenza il suo comportamento e lo sviluppo psicomotorio.

A partire dalla fine del primo trimestre di gestazione (**11-12 settimane)**, il feto mostra i primi movimenti deglutitori e riflessi di suzione.

Intorno alla **14° settimana**, il feto inserisce le dita e il pollice in bocca.

Dalla **18ª alla 21ª settimana** si affinano i movimenti anteriori, posteriori e di avvolgimento della lingua.

Verso la **28ª settimana** assistiamo ad una coordinazione tra movimenti di suzione (delle labbra e della lingua) con la deglutizione e la respirazione.

Ma cosa si intende per riflesso? Il riflessi sono risposte motorie automatiche ad un particolare stimolo sensoriale o motorio (o anche il prodotto di una combinazione di più stimoli di diversa natura) .

Alcuni riflessi sono presenti in gravidanza come, nello specifico, quello di suzione, altri si sviluppano dalla nascita in poi.

Alcuni riflessi sono destinati a scomparire, altri prevedono un riadattamento e un ridimensionamento dovuti all'evoluzione stessa del bambino.

I **riflessi** sono essenziali per lo sviluppo del controllo della testa, del tono muscolare e del raggiungimento di tutte le tappe dello sviluppo.

I **sensi** inviano segnali ad aree specifiche del tronco encefalico, le informazioni sensoriali vengono processate e inviate ai centri cerebrali superiori.

Abbiamo principalmente due tipologie di suzioni: nutritive e non nutritive.

Le **suzioni non nutritive** sono, nella stragrande maggioranza dei casi, due "*soluzioni*": dito in bocca e ciuccio.

Molto spesso l'abitudine del dito in bocca e l'uso del ciuccio preoccupano i genitori e gli specialisti del settore , in quanto queste "soluzioni" non nutritive portano (a lungo andare) alla deformazione del palato e dei denti.

Tuttavia, come dicevamo, sono dei meccanismi fisiologici ed innati e hanno effetti positivi sulla regolazione del battito cardiaco, respirazione, ritmi di veglia-sonno, scarico di tensione e controllo del dolore.

Dai **24 ai 36 mesi** il bambino comincia ad autoregolarsi in termini di emozioni e comportamenti: riesce a tollerare le frustrazioni e affrontare con maggiore autonomia situazioni stressanti.

È importante, a questo punto, non anticiparli o sostituirli, poiché solo in questo modo possono sviluppare nuove capacità e competenze.

Seguendo l'esempio degli adulti e dei bambini più grandi superano quindi la fase istintiva del dito e del ciuccio.

È fondamentale **non fare commenti negativi** quando il/la bambino/a usa il dito o il ciuccio e non chiedere direttamente di smettere di farlo.

Sono molto utili invece storie e giochi di finzione, in cui il/la bambino/a può decidere di immedesimarsi sentendosi lui/lei stesso/a libero/a di prendere una decisione.

Come per magia smetterà, da un giorno all'altro, di usare il dito o il ciuccio.

Questo avviene più o meno, intorno ai tre anni.

Riferimenti:

- Articolo scientifico di Rossana Giorgi, terapista della Neuro & Psicomotricità dell'età evolutiva.
- Tesi di laurea "Suzione non nutritiva come fattore di rischio per lo sviluppo della malocclusione dentaria".
- Lavoro di Tesi (Bachelor Thesis) Olga Romaszkiewicz "Storia della psicologia" a cura di Paolo Legrenzi (psicologo cognitivo).

Addio ciuccio: istruzioni per i genitori

1 Quando smettere di usare il ciuccio?

In inglese il ciuccio viene denominato **PACIFIER** ovvero **pacificatore**.

Il ciuccio è principalmente questo per i bambini: <u>fonte di rilassamento.</u>

I Pediatri non sono contrari al ciuccio, proprio in quanto questo oltre a calmare e rilassare i bambini, **rinforza il riflesso di suzione** necessario per alimentarsi, deglutire e dunque fare anche una corretta digestione.

Tuttavia, i dentisti consigliano di interrompere l'uso del ciuccio da 24 mesi perché **potrebbe cambiare la forma anatomica del palato** e sviluppare futuri problemi ortodontici.

Dal punto di vista linguistico, intorno ai **24 mesi** il bambino comincia ad avere una comunicazione più complessa e si sviluppa sempre di più il linguaggio.

Se il bambino parla con il ciuccio in bocca, non permette alla lingua di muoversi anteriormente. Il ciuccio provoca una pressione nella parte anteriore della lingua e quindi notiamo un movimento posteriorizzato della stessa.

In questo modo dunque si **compromette la naturale articolazione** delle parole e la lingua non può muoversi avanti e indietro liberamente.

2 Il parere di una logopedista: come usare il ciuccio?

Sfatiamo un mito: **IL CIUCCIO NON E' UN VIZIO**

I neonati vengono al mondo con l'esigenza di succhiare, già questo istinto è presente nel grembo materno. La suzione è un vero e proprio analgesico naturale che da sollievo e benessere.

Il punto non è dunque usarlo o no, bensì l'uso che proponiamo al bambino.

L'uso del ciuccio deve comunque essere **moderato**, non dobbiamo calmare il bambino costantemente col ciuccio. In primis perché non riusciremmo a comprendere cosa ci vuole comunicare il bambino e poi perché diventerebbe un'abitudine dannosa.

Lasciamo che il ciuccio sia una "coccola" pre-nanna e il suo utilizzo sia **circostanziale.**

L'utilizzo eccessivo e prolungato può provocare ritardo del linguaggio e/o difetti di pronuncia, **malocclusione dentale** e altre anomalie buccali.

3 Come togliere il ciuccio?

Arriva il momento di affrontare questa cosa ma come possiamo convincere i bambini a smettere di prendere il ciuccio, senza turbare il loro equilibrio?
Bisogna trovare delle **strategie efficaci,** tenendo presente alcuni punti fondamentali:

1. FARLO NEL MOMENTO GIUSTO, io consiglio tra il compimento del primo anno di vita e il secondo. Prima lo toglie, prima lo dimenticherà.

2. EVITARE DI TOGLIERLO IN MOMENTI PARTICOLARI, bisogna accertarsi che il vostro bambino non stia attraversando momenti particolarmente difficili o situazioni che potrebbero turbarlo. Esempio spannolinamento o nascita di fratellino o sorellina.

A questo punto cosa facciamo?

Strategie
Facciamo sparire letteralmente il ciuccio.

Non **nascondetelo** quando è il momento della nanna, altrimenti il bambino andrà in crisi e non dormirà.

Toglietelo netta mente **dall'inizio della giornata**, in modo che il bambino non ci pensi e non lo cerchi. Di giorno sarà più semplice perché il bambino sarà impegnato a fare moltissime altre cose.

Se dovesse avere il momento "noia" e lo cerca o piange, dovete **distrarlo.**

Trovate un'alternativa.

Un giocattolo, un pupazzo o altro. Qualcosa che attiri l'attenzione del vostro bambino. Se dovesse comunque chiedere dove è finito il ciuccio, proponete un gioco da fare insieme ma senza nominarglielo.

Momento nanna.

Leggete ai vostri bambini, cantate per loro. La vostra voce può essere molto rassicurante quanto il ciuccio.

Questo potrebbe allungare i tempi di addormentamento, le prime volte ma **restate sereni e accoglienti.** E' importante che il vostro bambino percepisca tutto il vostro amore, non è una punizione quindi se il bambino cerca il ciuccio e si dispera non perdete il controllo e non rimproveratelo.

Il bambino ha bisogno di rassicurazione, ha bisogno di capire che può farcela. Il ciuccio non gli serve più perché è grande, è capace di fare moltissime cose e soprattutto ha VOI.

Sembra scontato ma non lo è affatto, perché spostando la sua attenzione da un oggetto (il ciuccio) alle persone che ha intorno, il bambino sarà maggiormente **stimolato alla relazione e interazione.**

Piccoli "scherzetti".

I rimedi della nonna posso anche tornarci utili in questa missione. Potreste alterare il sapore del ciuccio pucciandolo nel limone o nell'aceto e il bambino succhiando ovviamente si accorgerà di questa sgradevole sorpresa e **lo rifiuterà.**

Anche in questo caso potrebbe opporsi, piangere e chiedere addirittura di cambiare ciuccio. Ancora **tanta pazienza per voi** e sempre con fare accogliente spiegate al bambino che essendo un bimbo grande e con tanti dentini il ciuccio cambia sapore, perché non va bene per la sua bocca e **buttate via il ciuccio insieme.**

Oppure lo tagliate (di nascosto) e dite al bambino che il ciuccio si è rotto e non possiamo prenderne altri perché non ce ne sono più. Infine, per evitare un cambiamento drastico potreste dare una scadenza al bambino.

Per esempio avvisarlo che **tra 3 giorni il ciuccio andrà via** perché dovrà volare nella bocca di un bimbo più piccolo (e qui vi sarà molto utile la nostra storia!)

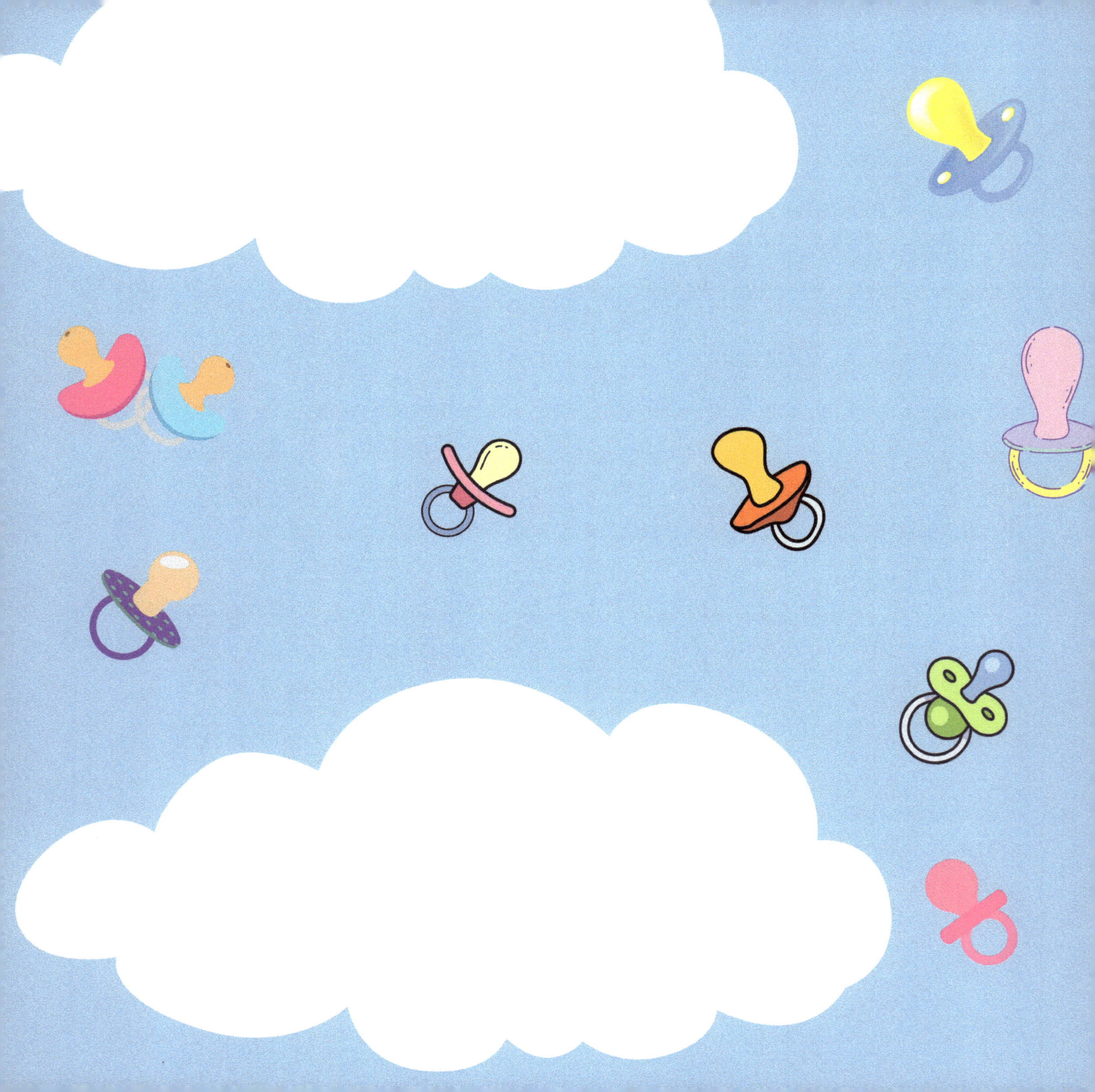

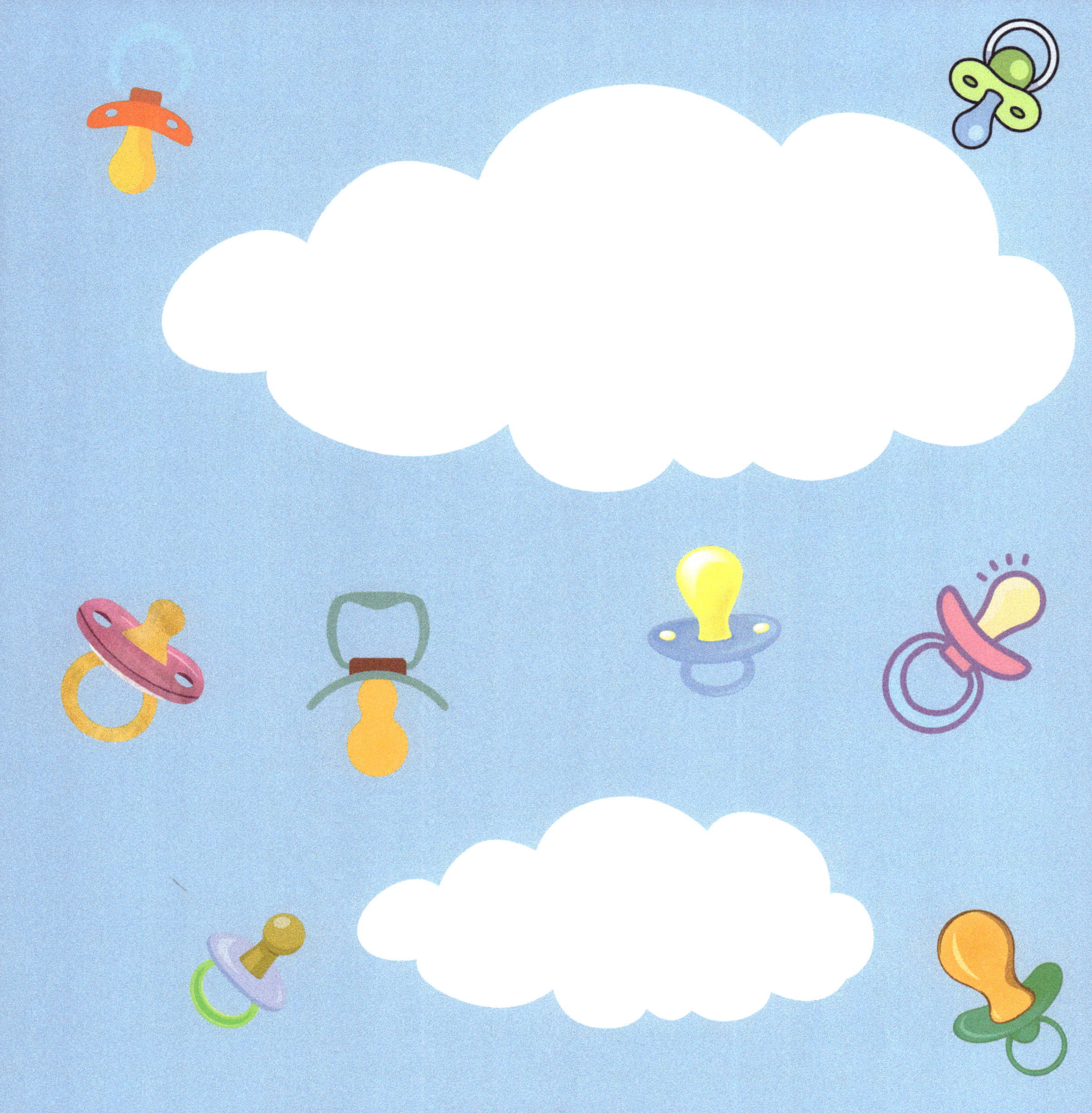

In un paese lontano lontano, su una enorme nuvola,
si trova il grande **ALBERO DEI CIUCCI.**
L'Albero dei Ciucci è magico perché è la casa dei Ciucci.

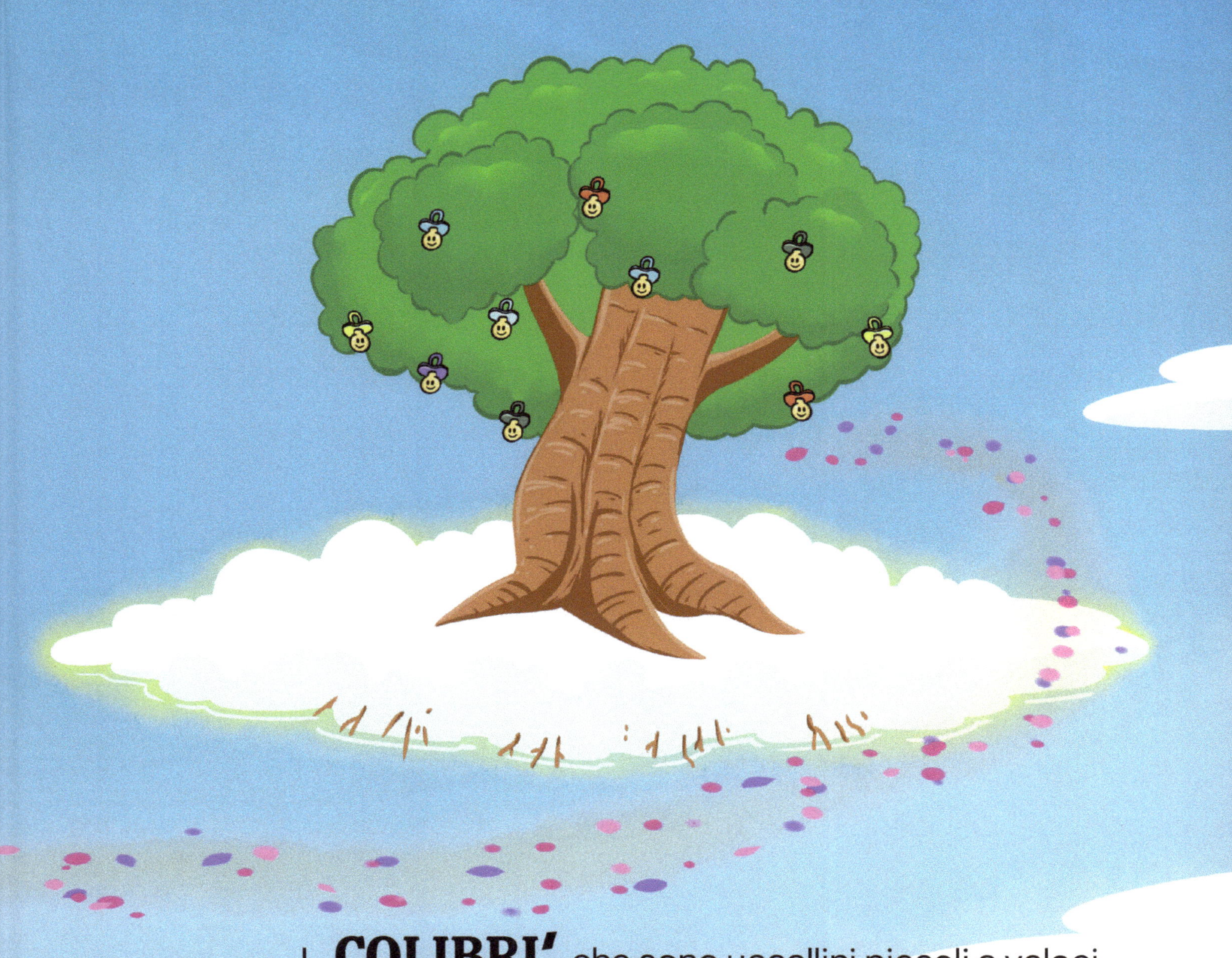

I **COLIBRI'**, che sono uccellini piccoli e veloci, vivono nel grande Albero dei Ciucci, ma hanno anche il compito di portare un Ciuccio a molti bambini quando nascono, mettendoglielo direttamente in bocca.

Prima che un colibrì parta con un Ciuccio,
per andare a conoscere una nuova bimba,
è **festa** nel grande Albero dei Ciucci.

I Ciucci abbracciano il Ciuccio che parte, lo salutano.
Ma non è un **addio.**

Infatti quando la bimba sarà grande,
il Ciuccio farà ritorno al grande Albero dei Ciucci.

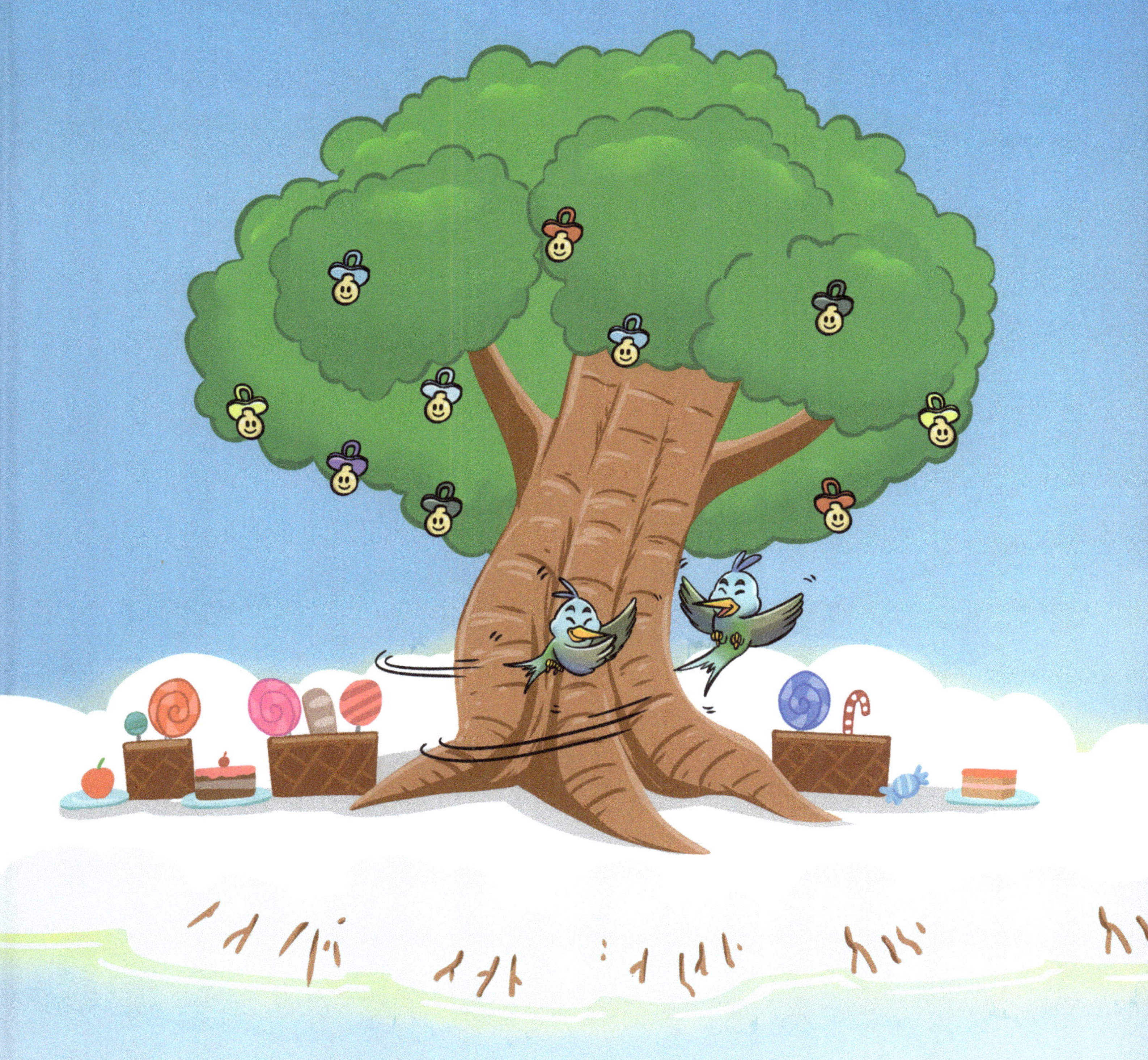

Ciuccio va a compiere un lavoro importante:
Ciuccio aiuta la bambina a fare la nanna e fa fare tanti dolci
SOGNI;
Ciuccio consola la bambina quando è triste e la rassicura
quando spuntano i dentini.

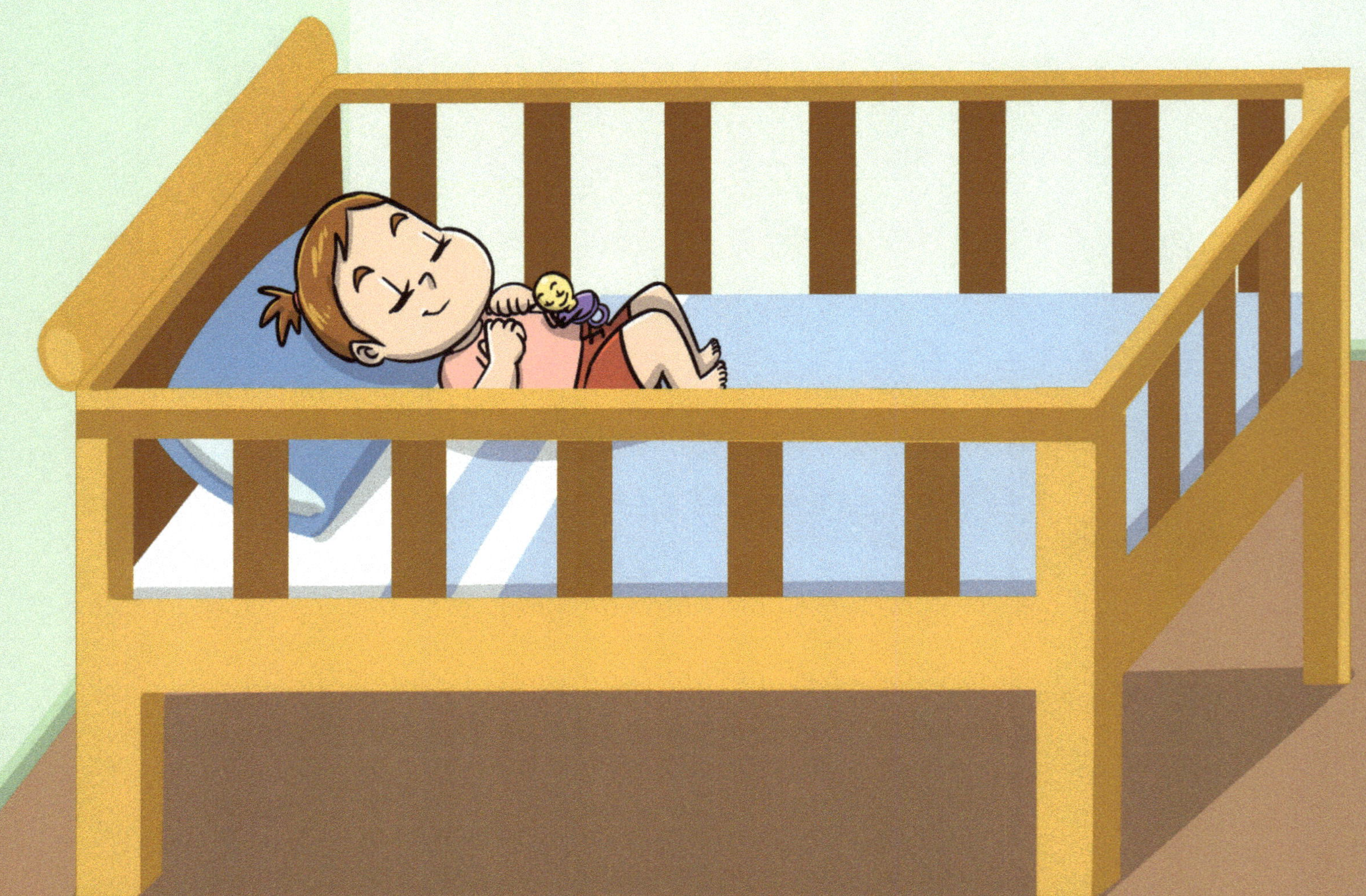

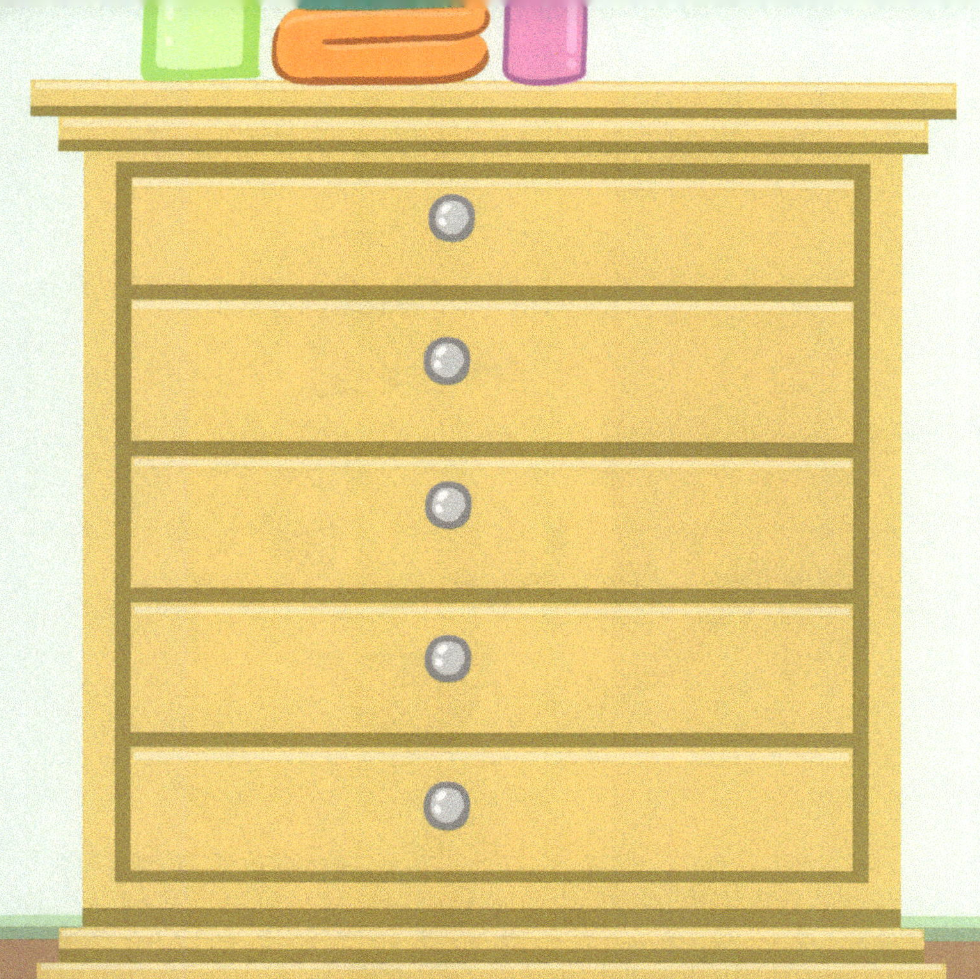

Quando la bambina diventa **GRANDE** però non
ha più bisogno del suo Ciuccio.
Ma i Ciucci sono molto affettuosi, e anche un po' appiccicosi, e
non vorrebbero mai separarsi dai loro bambini.
Non vogliono proprio andare via per tornare all'Albero dei Ciucci.

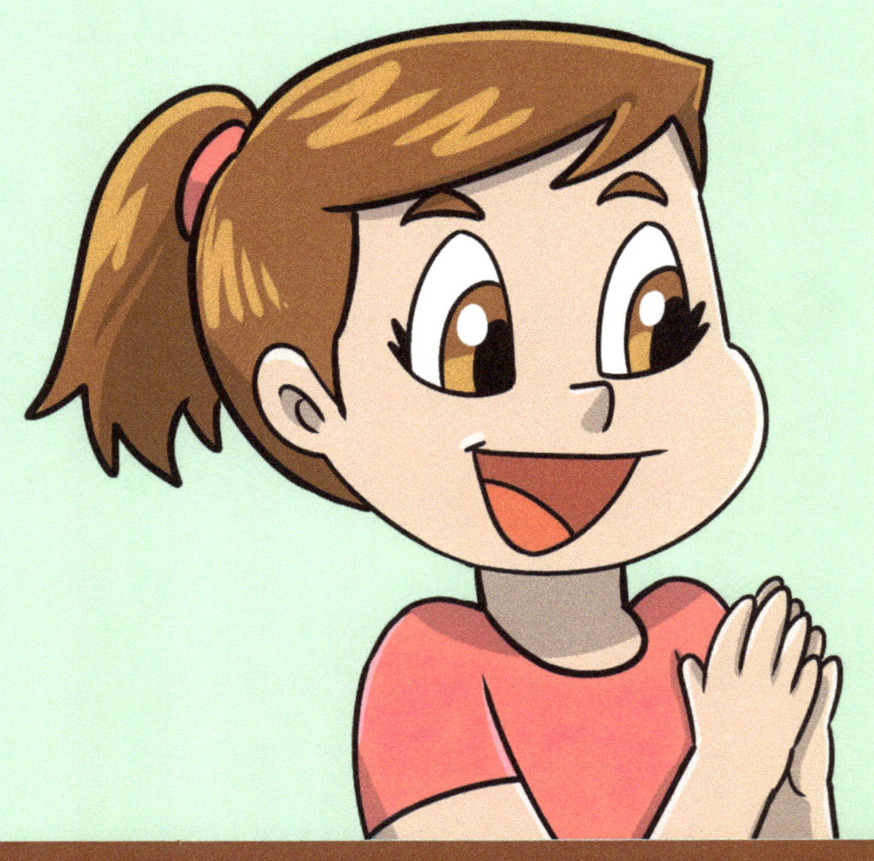

Questa è la storia di **BEBI,** una bambina coraggiosa che vuole imparare ogni giorno qualcosa di nuovo.

Oggi Bebi compie **DUE** anni e sa che questo è il momento
di salutare il suo Ciuccio.

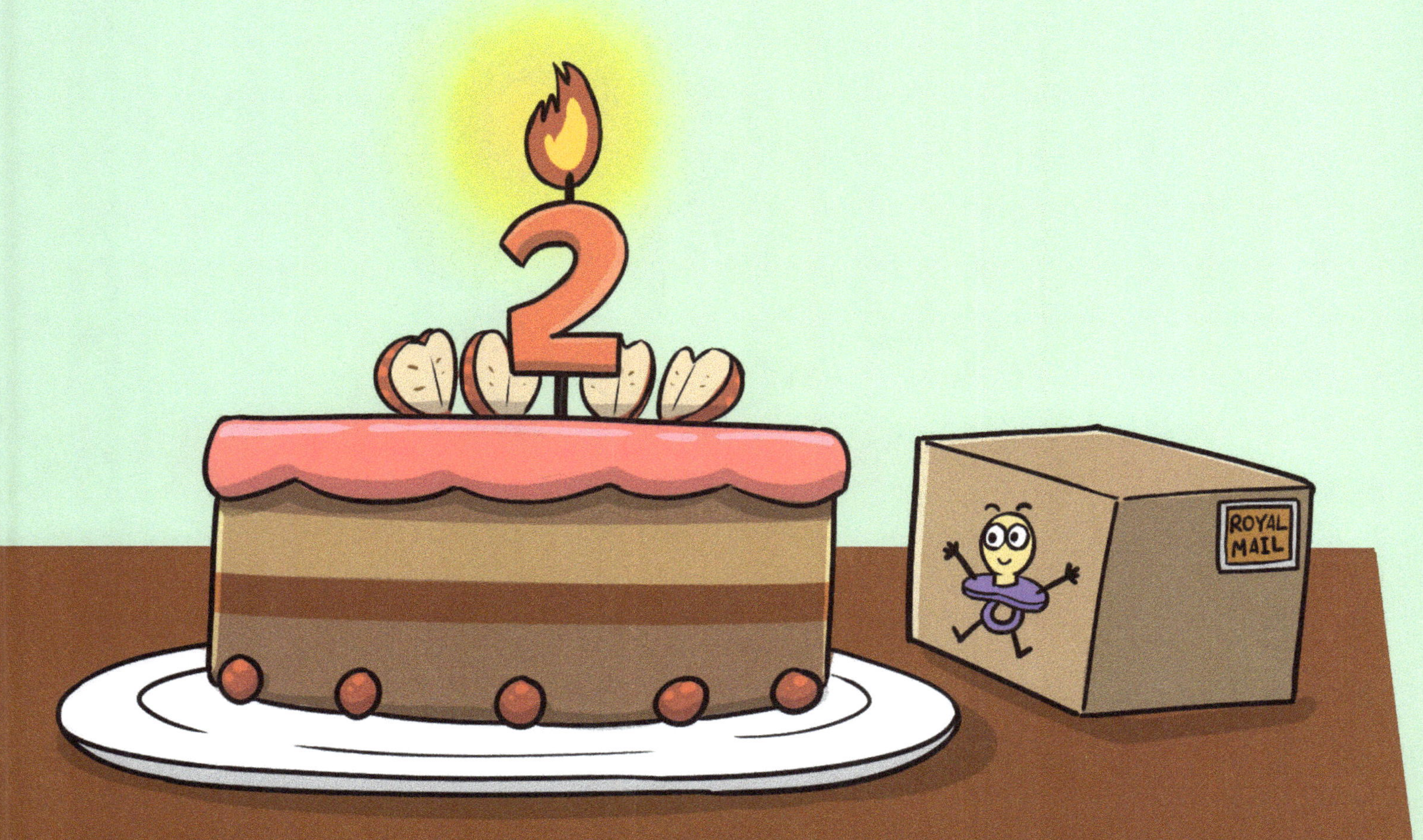

Bebi chiude il Ciuccio in un cassetto. Ciuccio però, che non vuole lasciare Bebi, prende tutte le mutandine di Bebi e le lega tra loro per farne una corda... **ET VOILA'**!

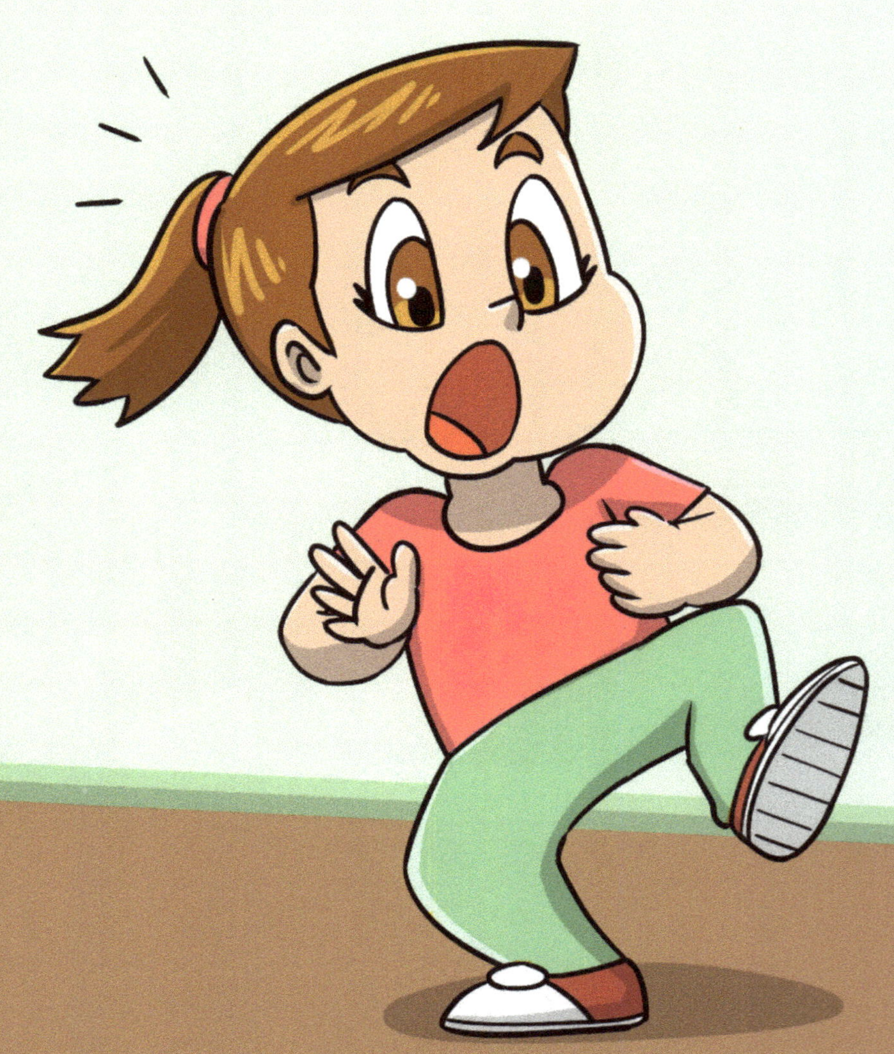

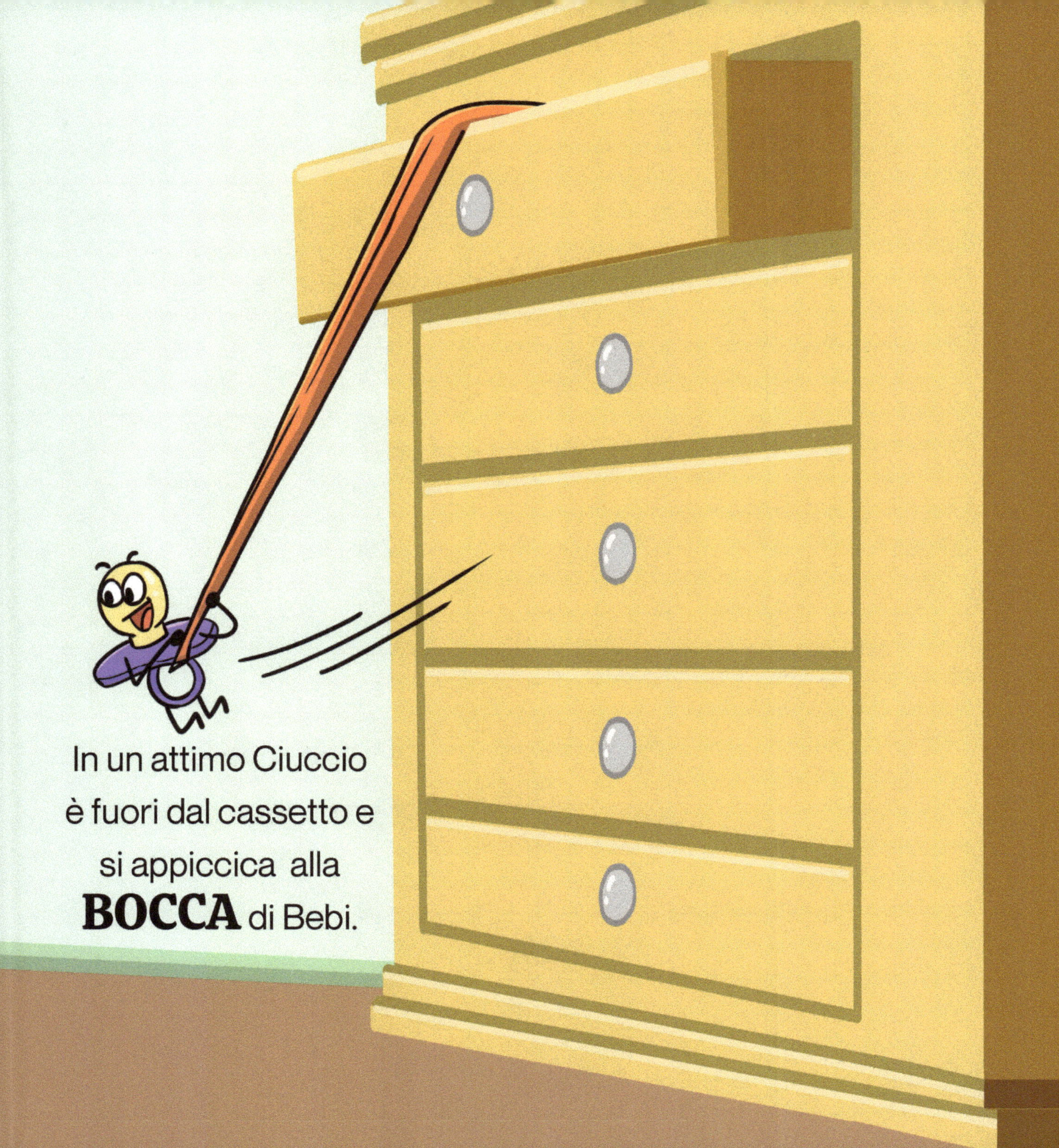

In un attimo Ciuccio
è fuori dal cassetto e
si appiccica alla
BOCCA di Bebi.

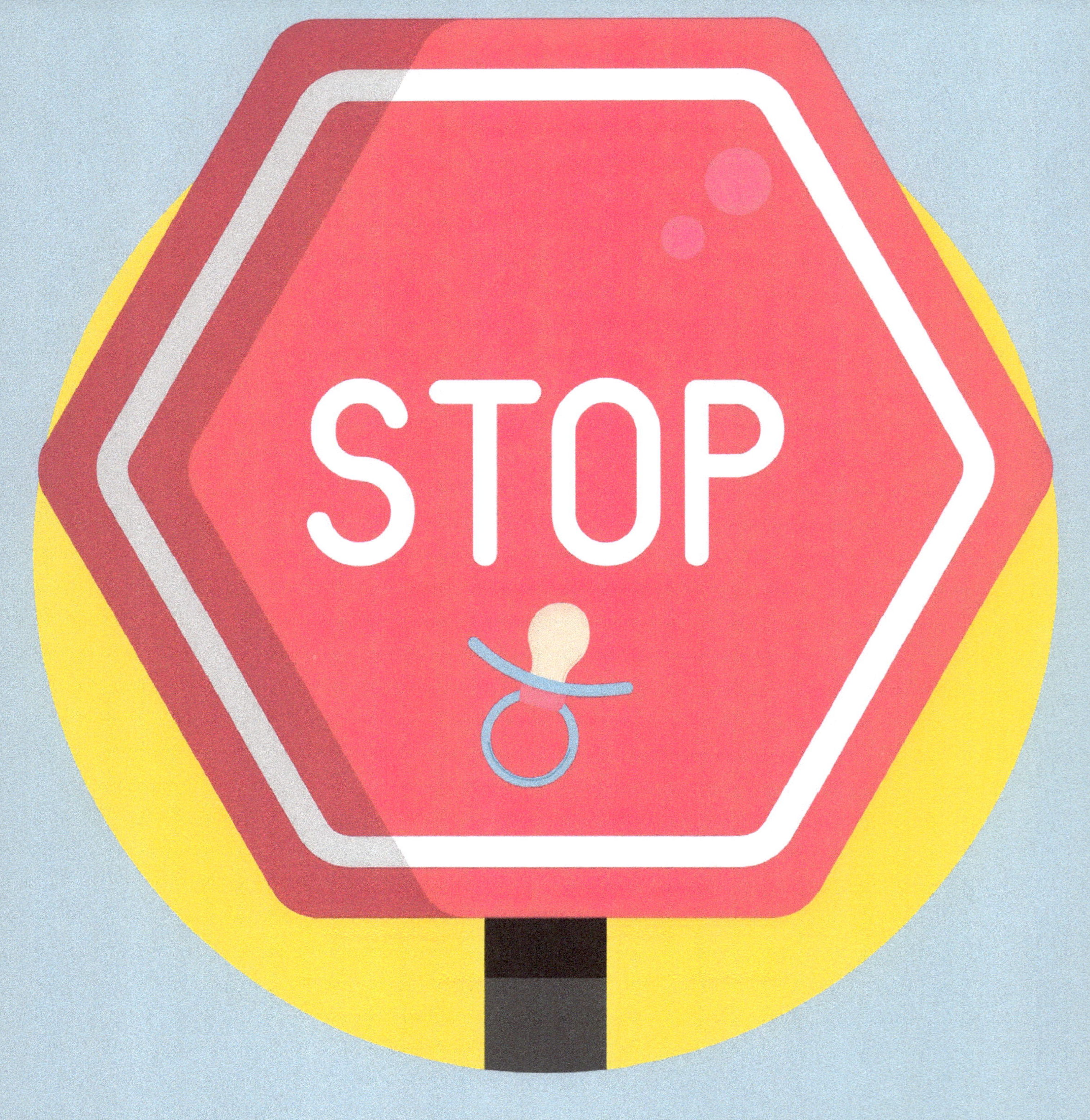
STOP

Ciuccio capriccioso
Non essere appiccicoso.
Sono grande adesso per te
Non ti voglio più con me.
Ciuccio il tuo tempo è passato,
Torna all'Albero dei Ciucci
da cui sei arrivato.

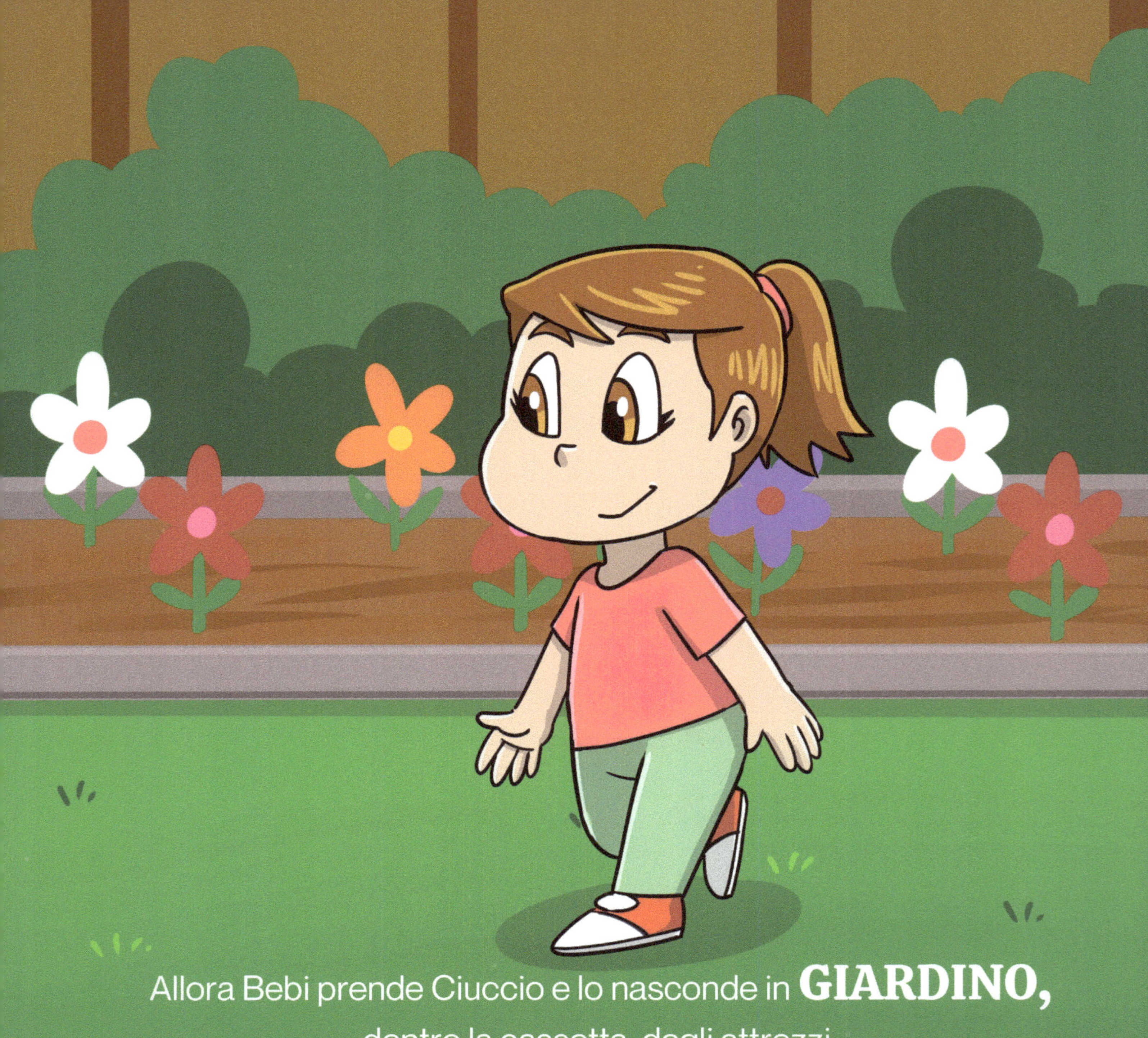

Allora Bebi prende Ciuccio e lo nasconde in **GIARDINO,**
dentro la cassetta degli attrezzi.

Ciuccio si sente tanto solo, prende un **MARTELLO**
e si mette a battere forte. ET VOILÀ...
In un attimo Ciuccio è fuori dalla cassetta
e si appiccica subito alla bocca di Bebi.

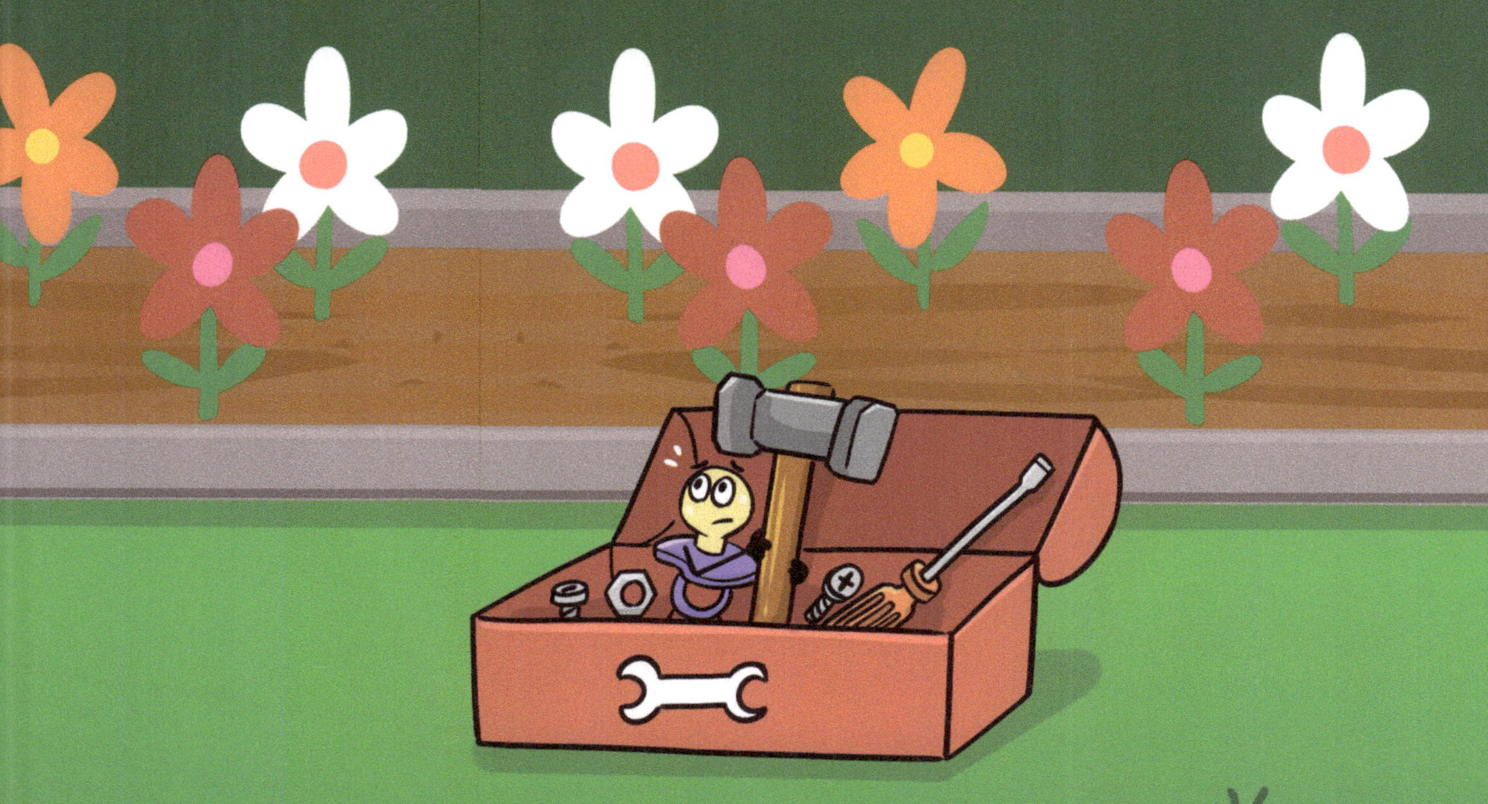

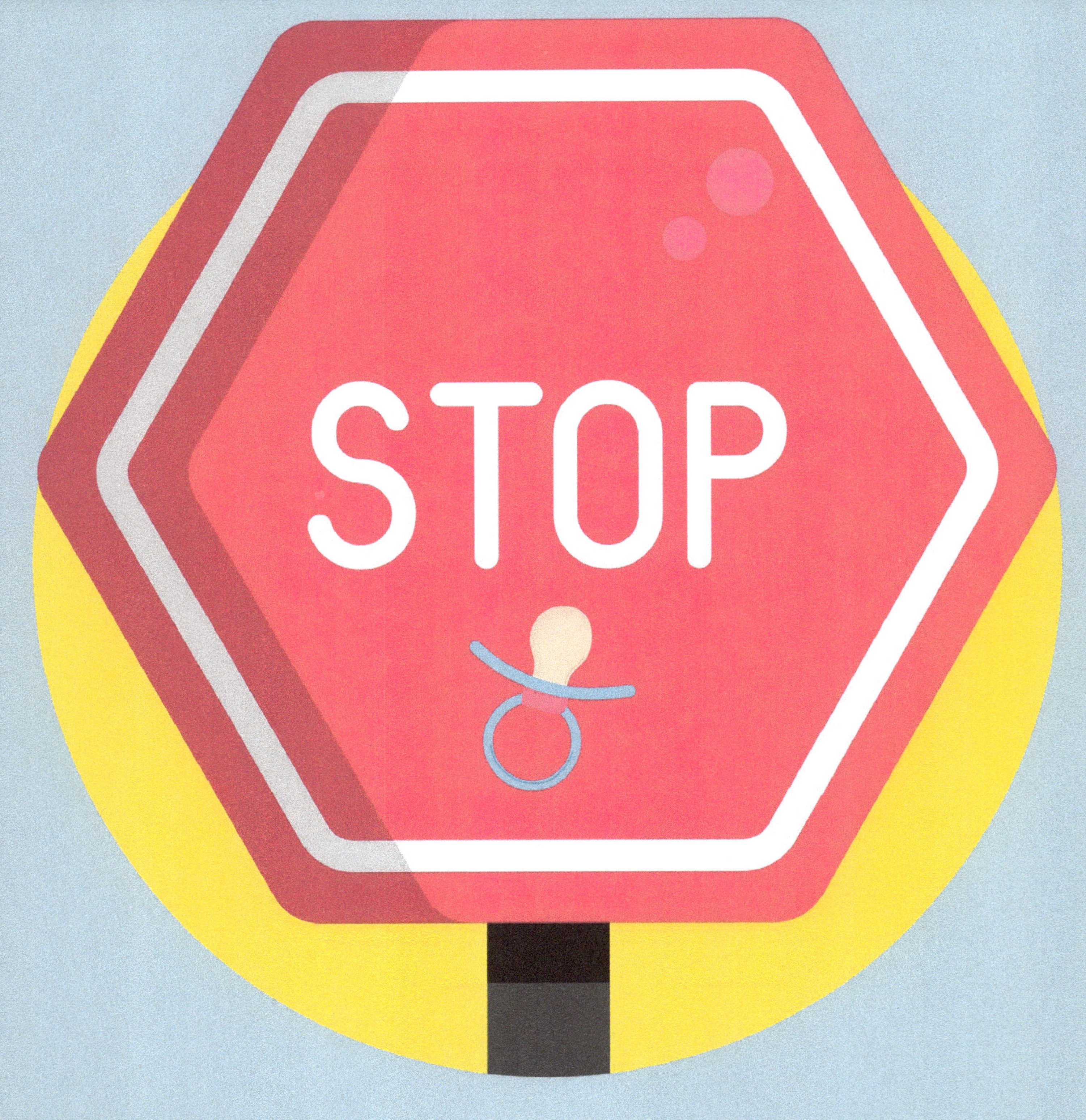
STOP

Ciuccio capriccioso
Non essere appiccicoso.
Sono grande adesso per te
Non ti voglio più con me.
Ciuccio il tuo tempo è passato,
Torna all'Albero dei Ciucci
da cui sei arrivato.

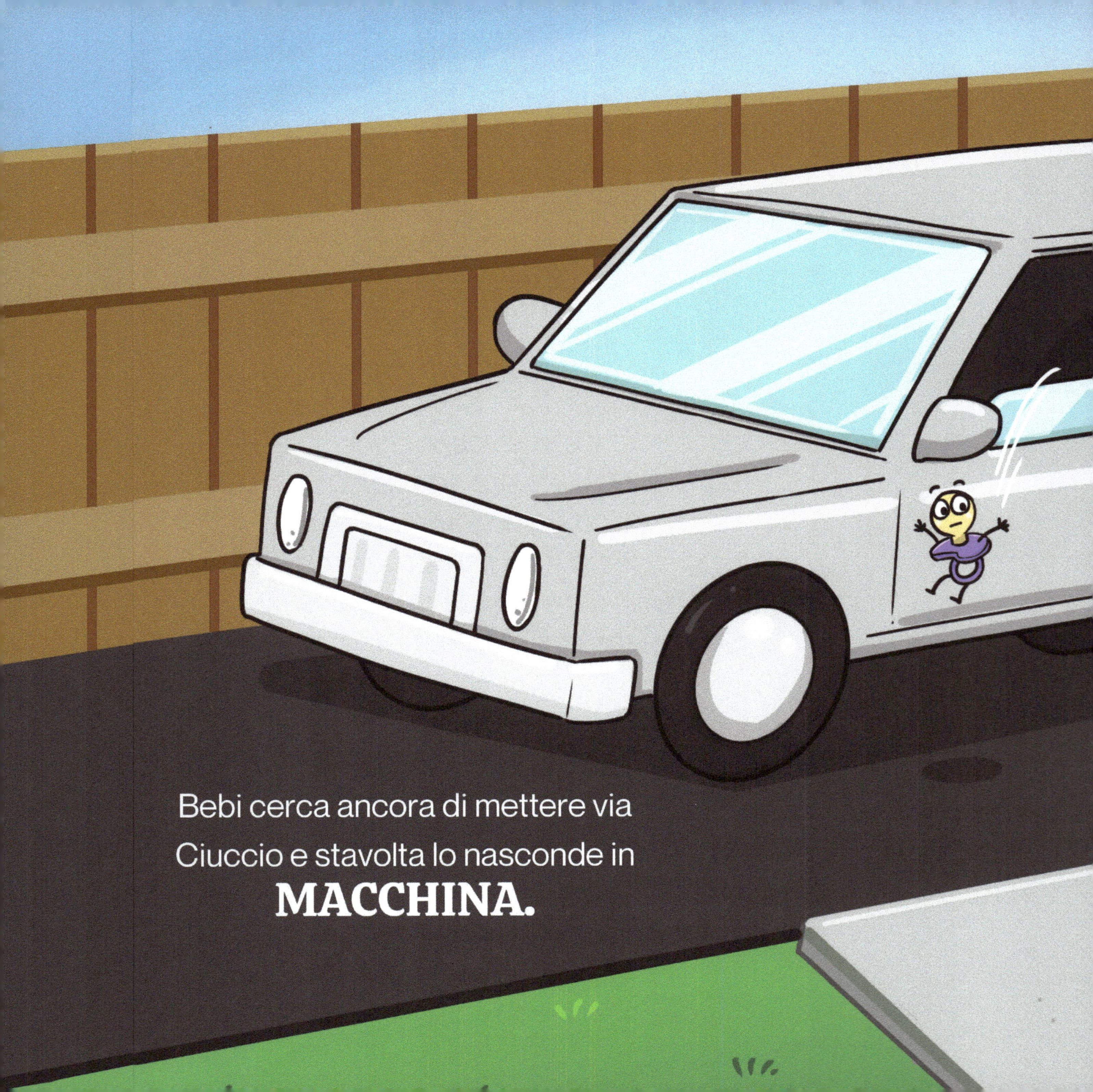

Bebi cerca ancora di mettere via
Ciuccio e stavolta lo nasconde in
MACCHINA.

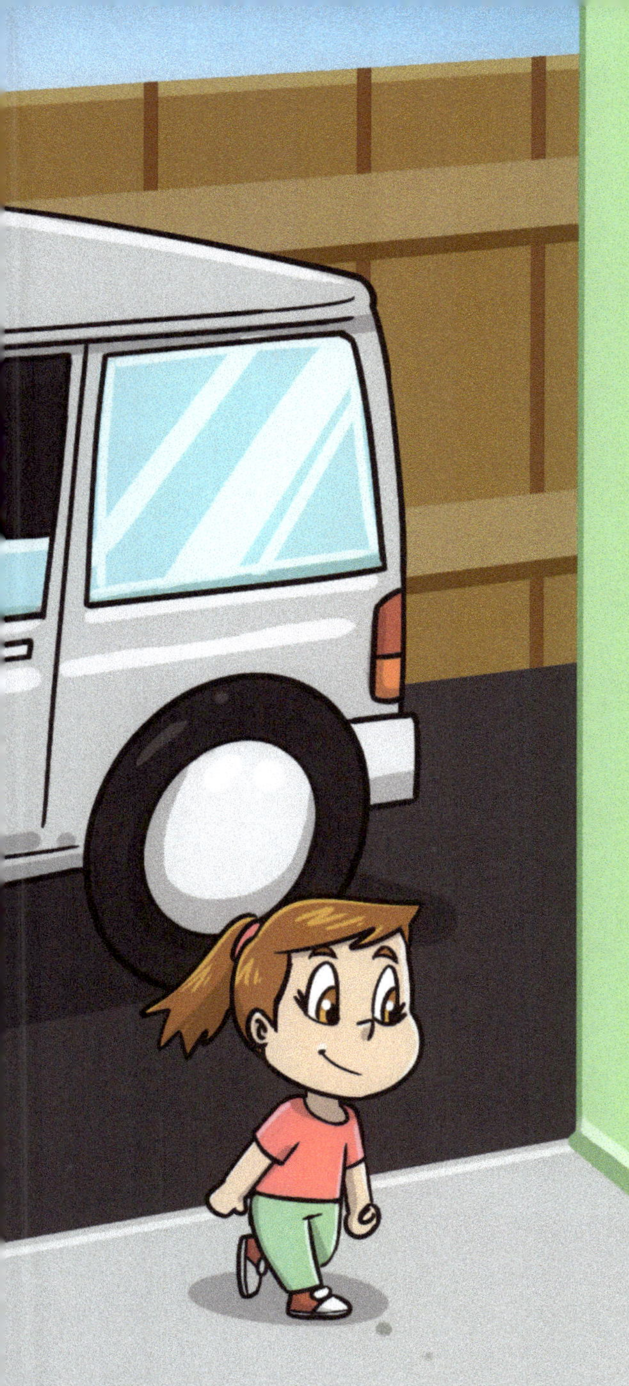

Ciuccio si sente solo senza Bebi,
così schiaccia tutti i
PULSANTI,
manopole e manovelle
e in un attimo ET VOILÀ...
Si appiccica ancora una volta
alla bocca di Bebi.

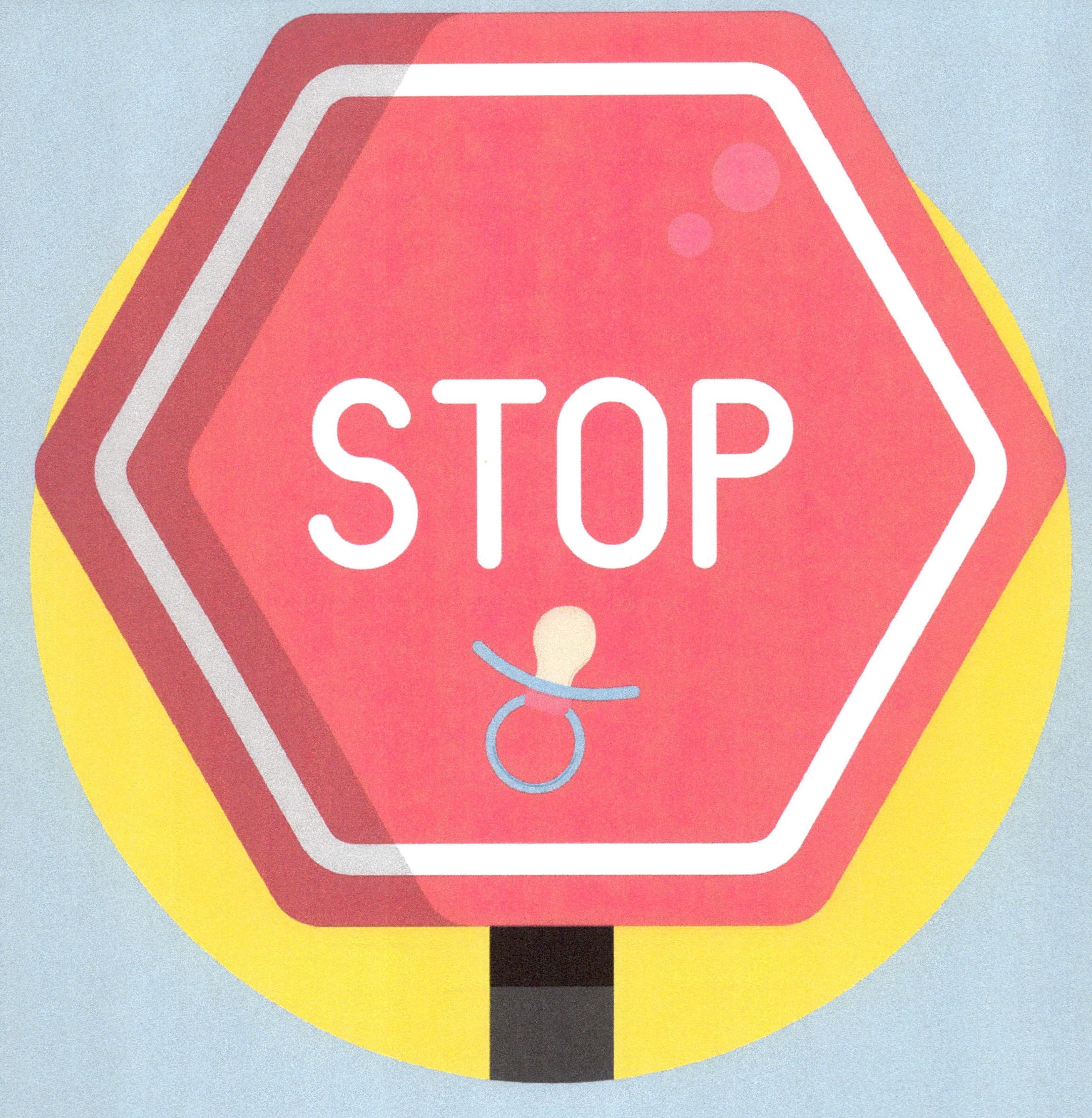
STOP

Ciuccio capriccioso
Non essere appiccicoso.
Sono grande adesso per te
Non ti voglio più con me.
Ciuccio il tuo tempo è passato,
Torna all'Albero dei Ciucci
da cui sei arrivato.

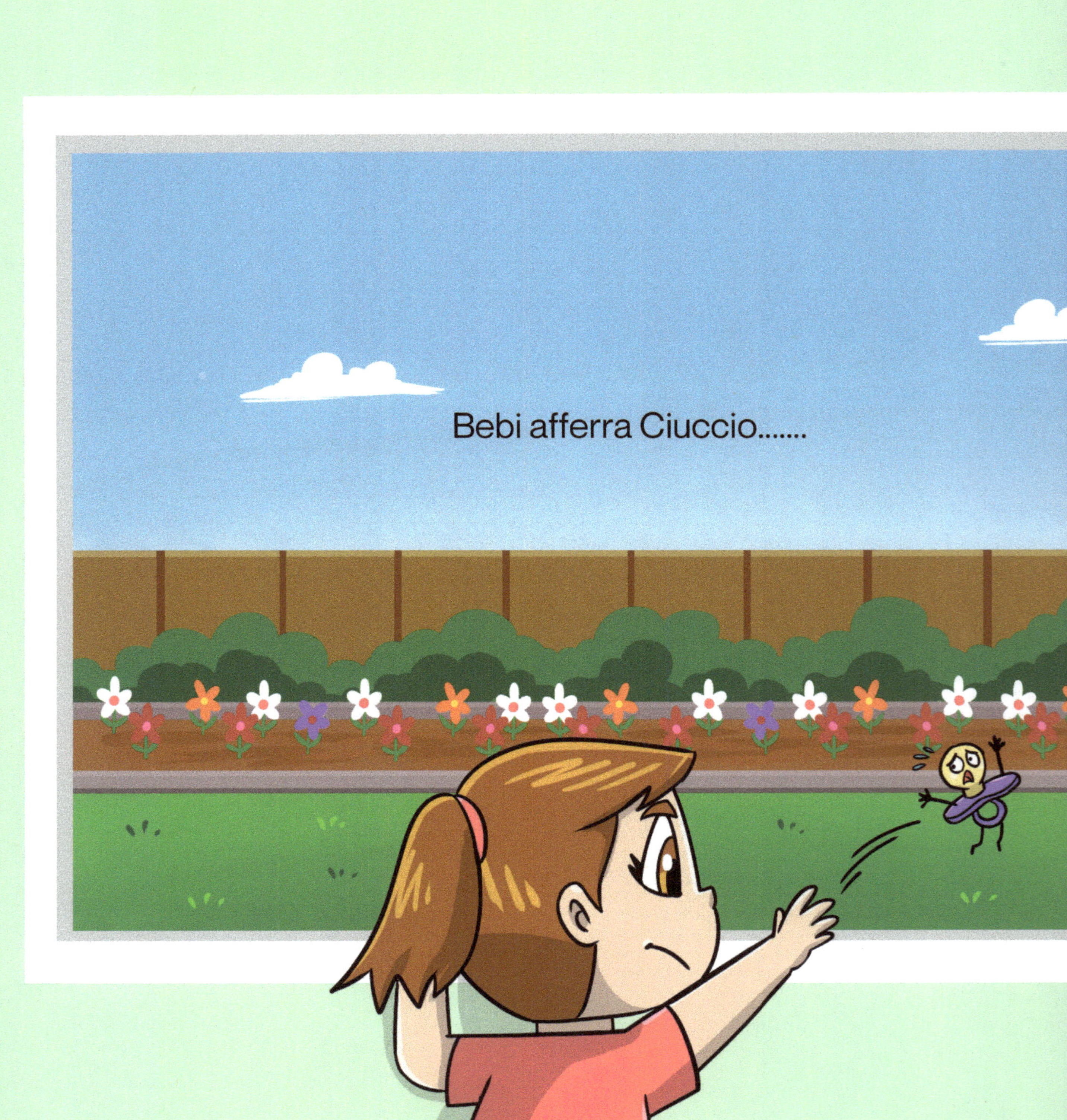

Bebi afferra Ciuccio.......

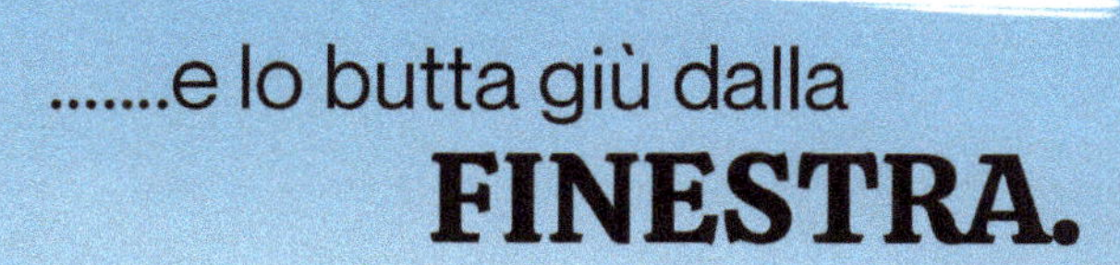
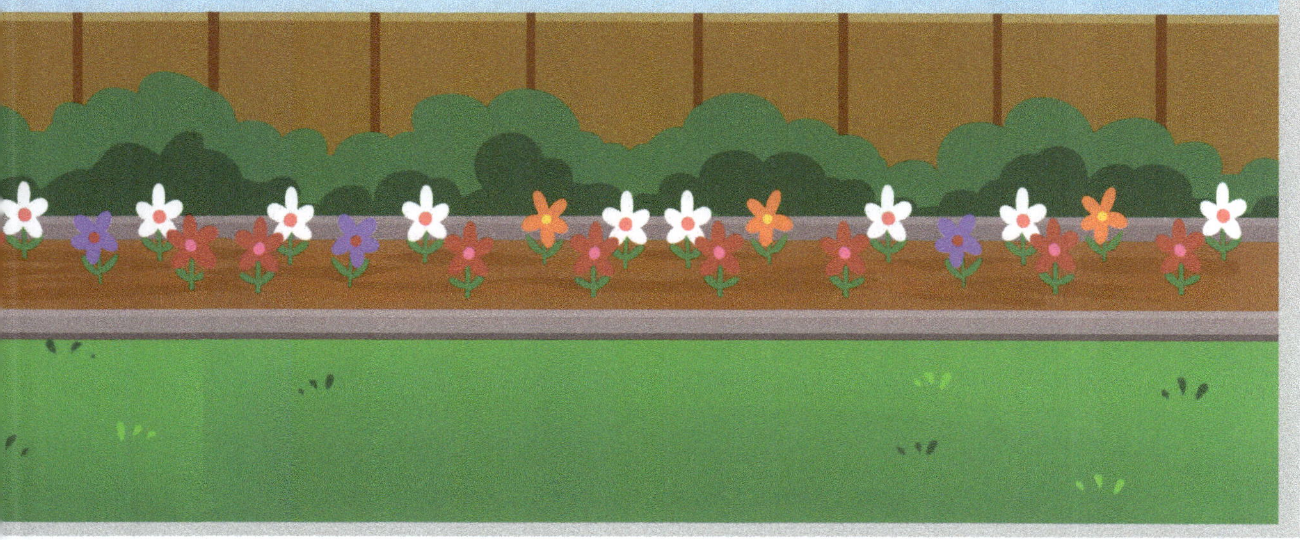

.......e lo butta giù dalla
FINESTRA.

Ciuccio anche lì si sente
solo, senza Bebi.
Allora saltella sul
PRATO...

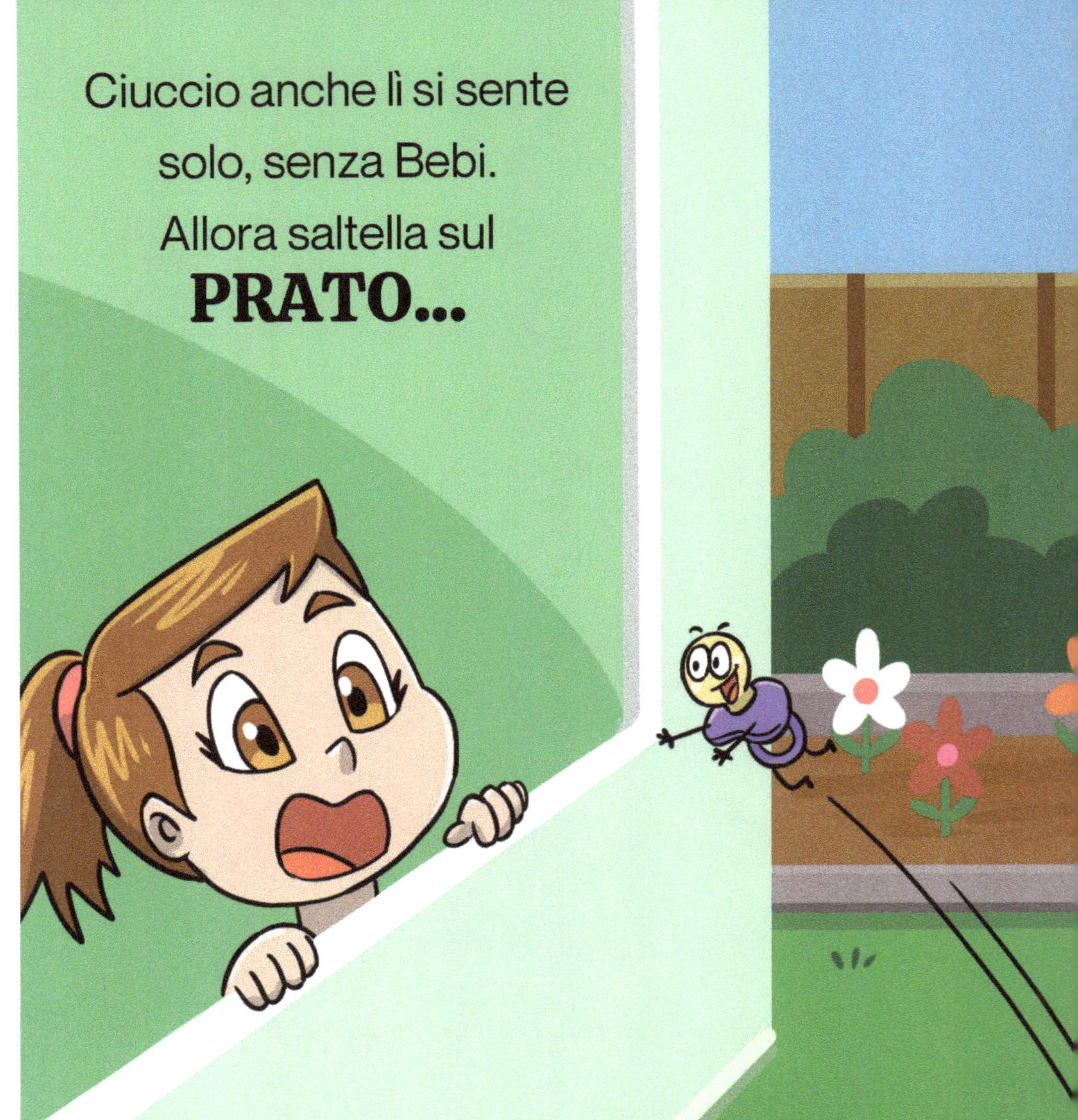

.......salta sul triciclo fino a toccare una palla su cui salta
sopra facendo un enorme balzo, poi atterra sul
dondolo, e da qui arriva alla finestra della stanza di Bebi.
ET VOILÀ...

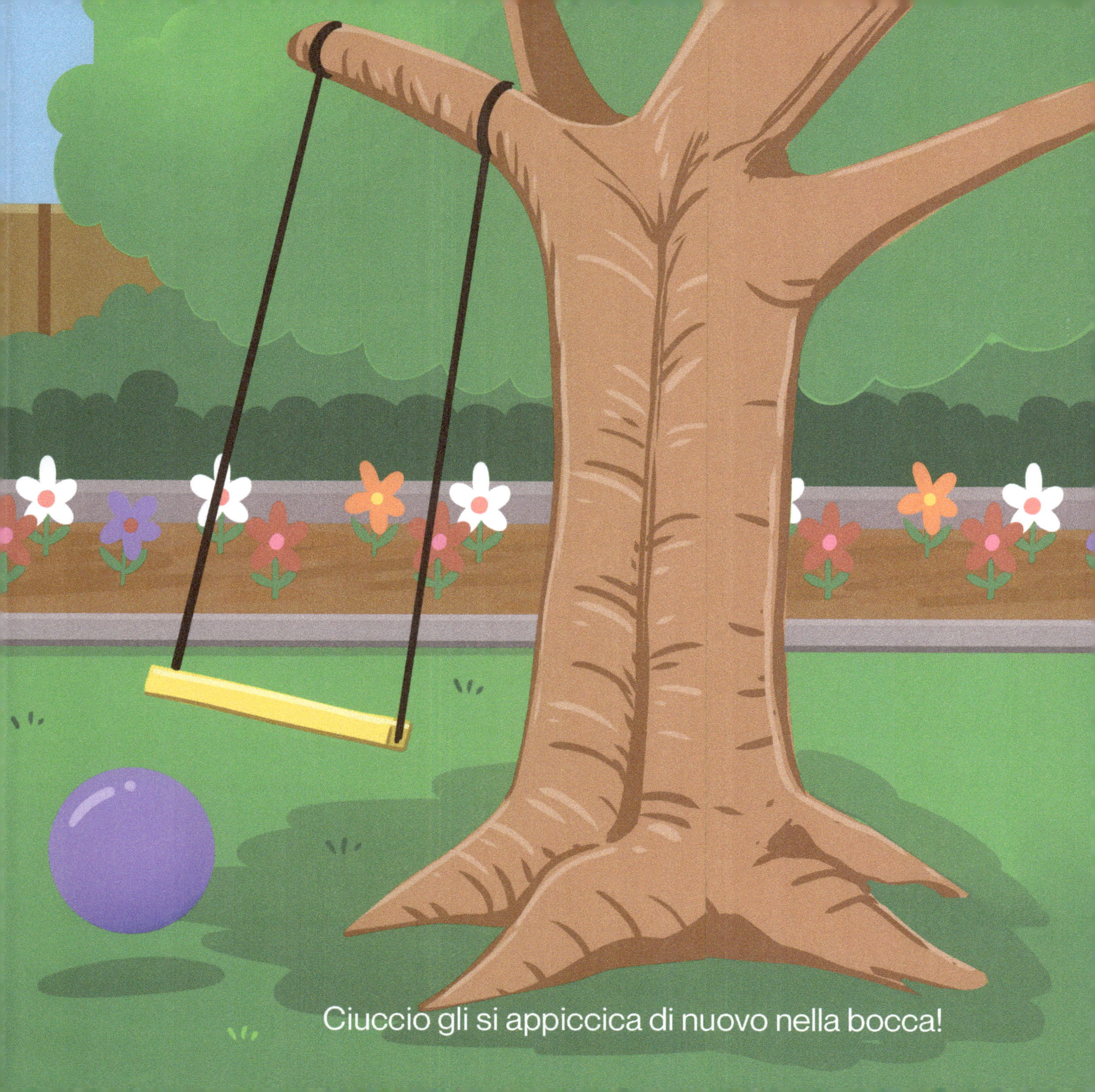

Ciuccio gli si appiccica di nuovo nella bocca!

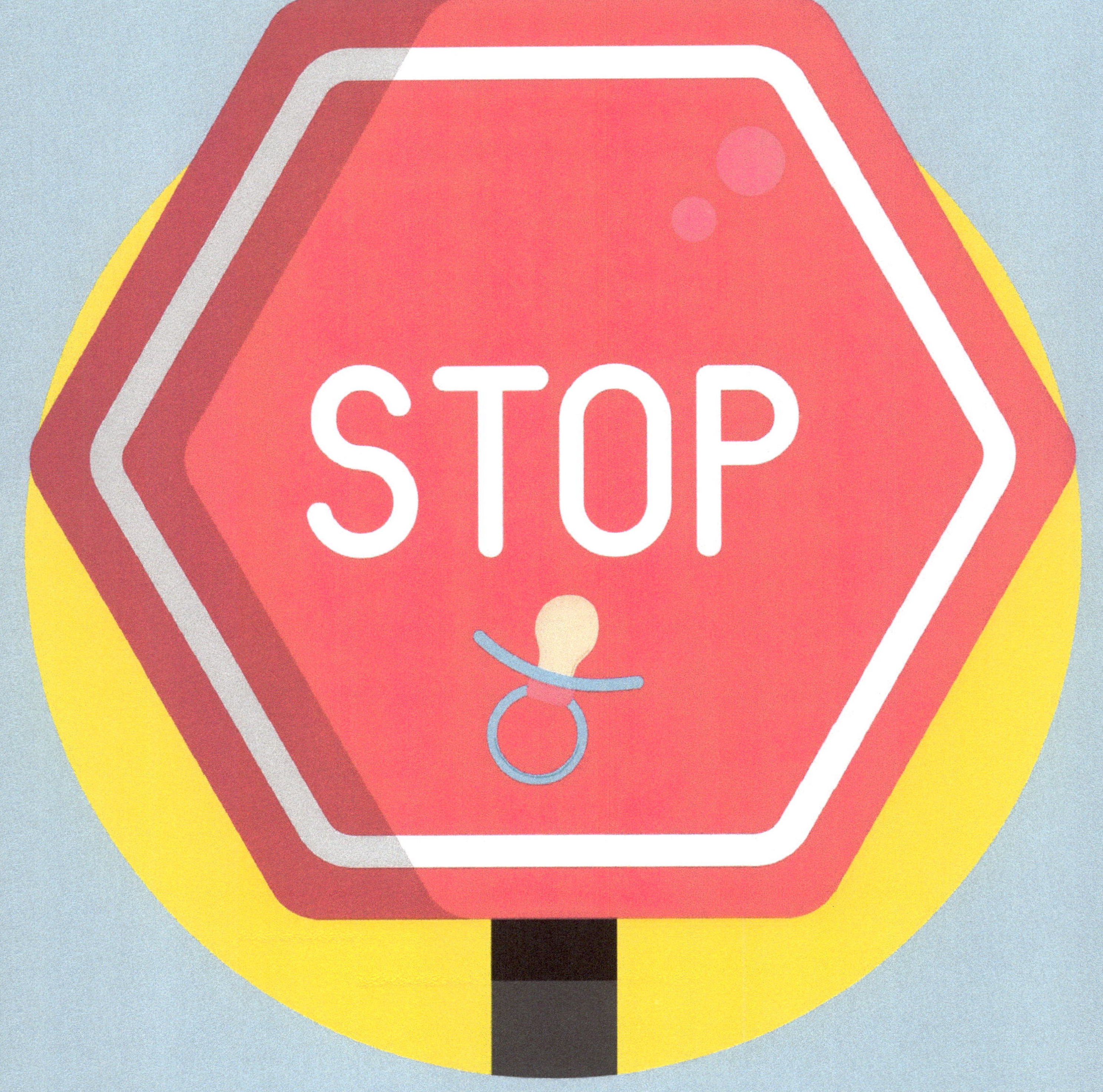
STOP

Ciuccio capriccioso
Non essere appiccicoso.
Sono grande adesso per te
Non ti voglio più con me.
Ciuccio il tuo tempo è passato,
Torna all'Albero dei Ciucci
da cui sei arrivato.

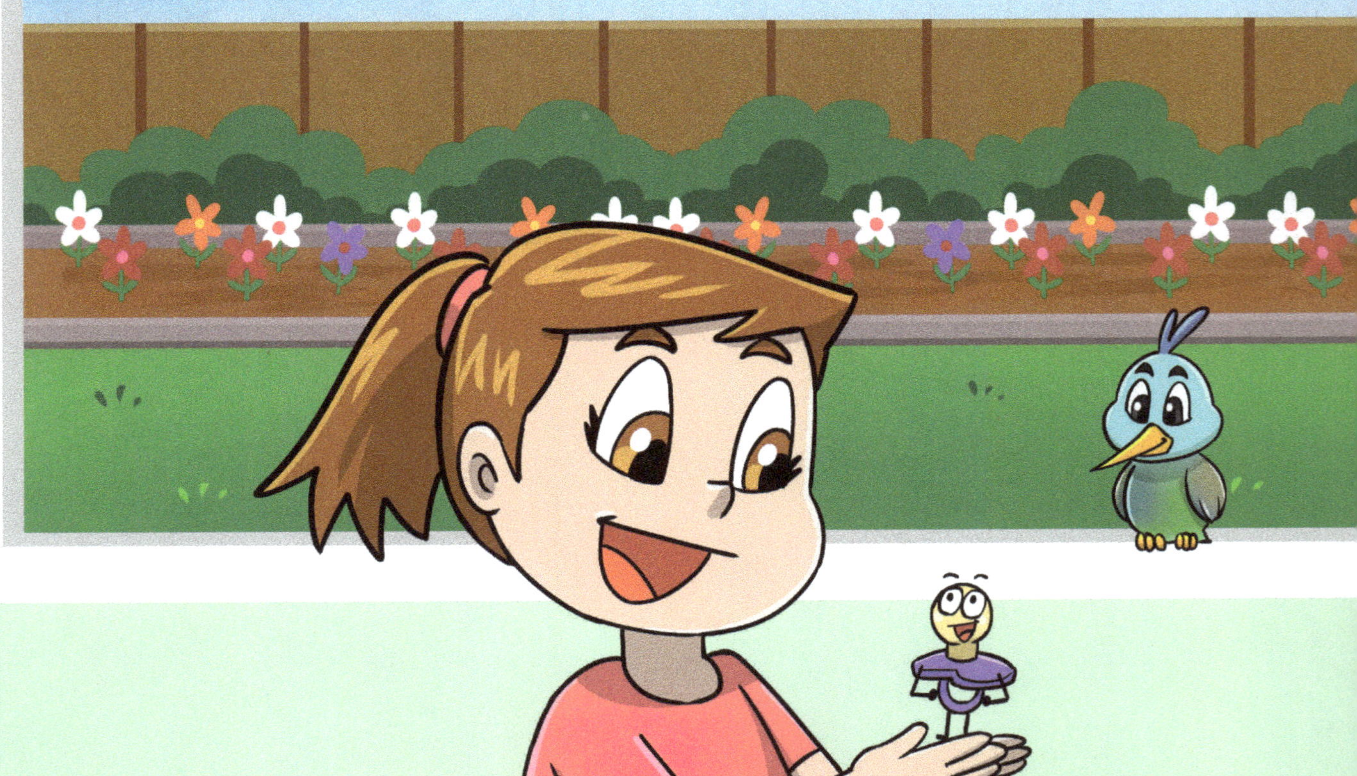

Bebi prende Ciuccio e dice:
"Io sono grande adesso e non mi servi più..."
Mentre dice la sua filastrocca,
arriva un **COLIBRI'**.

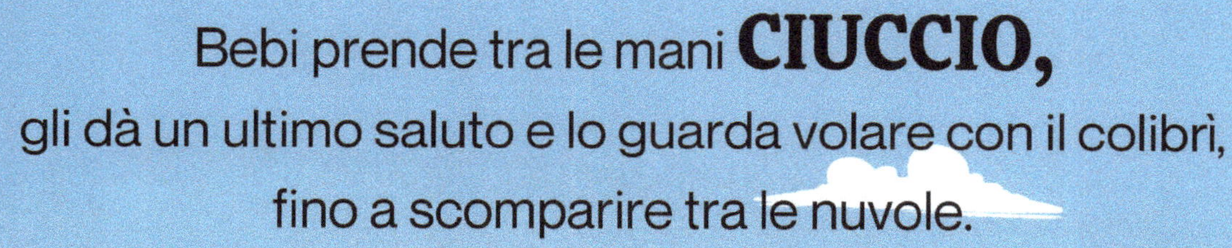

Bebi prende tra le mani **CIUCCIO,**
gli dà un ultimo saluto e lo guarda volare con il colibrì,
fino a scomparire tra le nuvole.

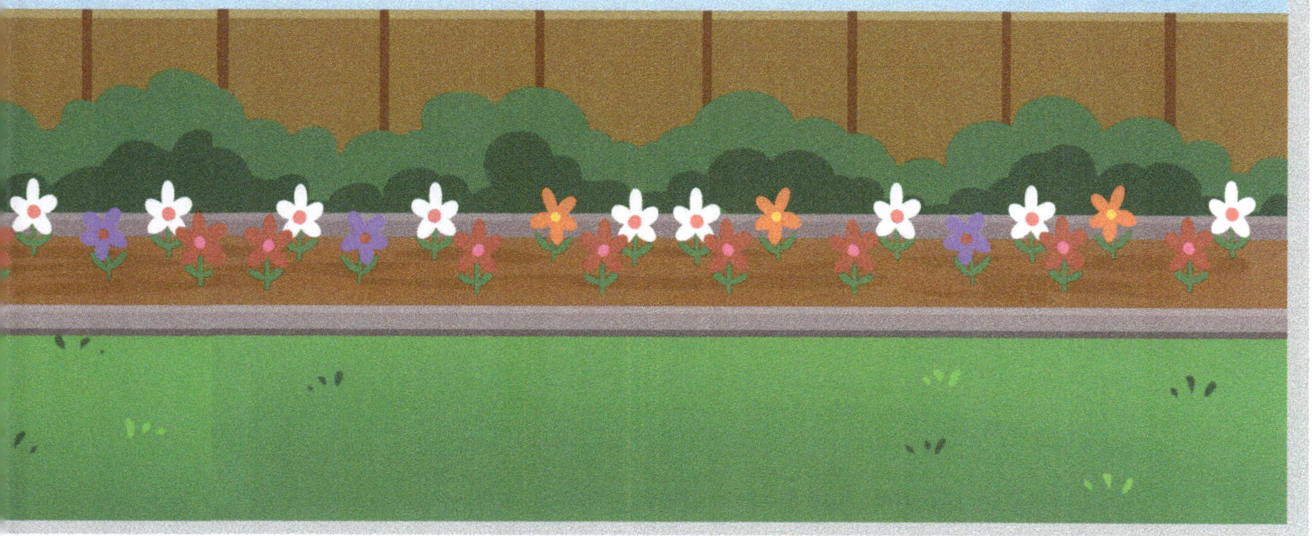

Al ritorno sull' Albero dei Ciucci per Ciuccio c'è una grande
FESTA.

Ciuccio racconta la storia della sua amica Bebi.
Ora Ciuccio aspetta il suo prossimo viaggio in cui andrà
a incontrare una nuova **BAMBINA** che avrà bisogno
di lui, ma solo per un po' di tempo.

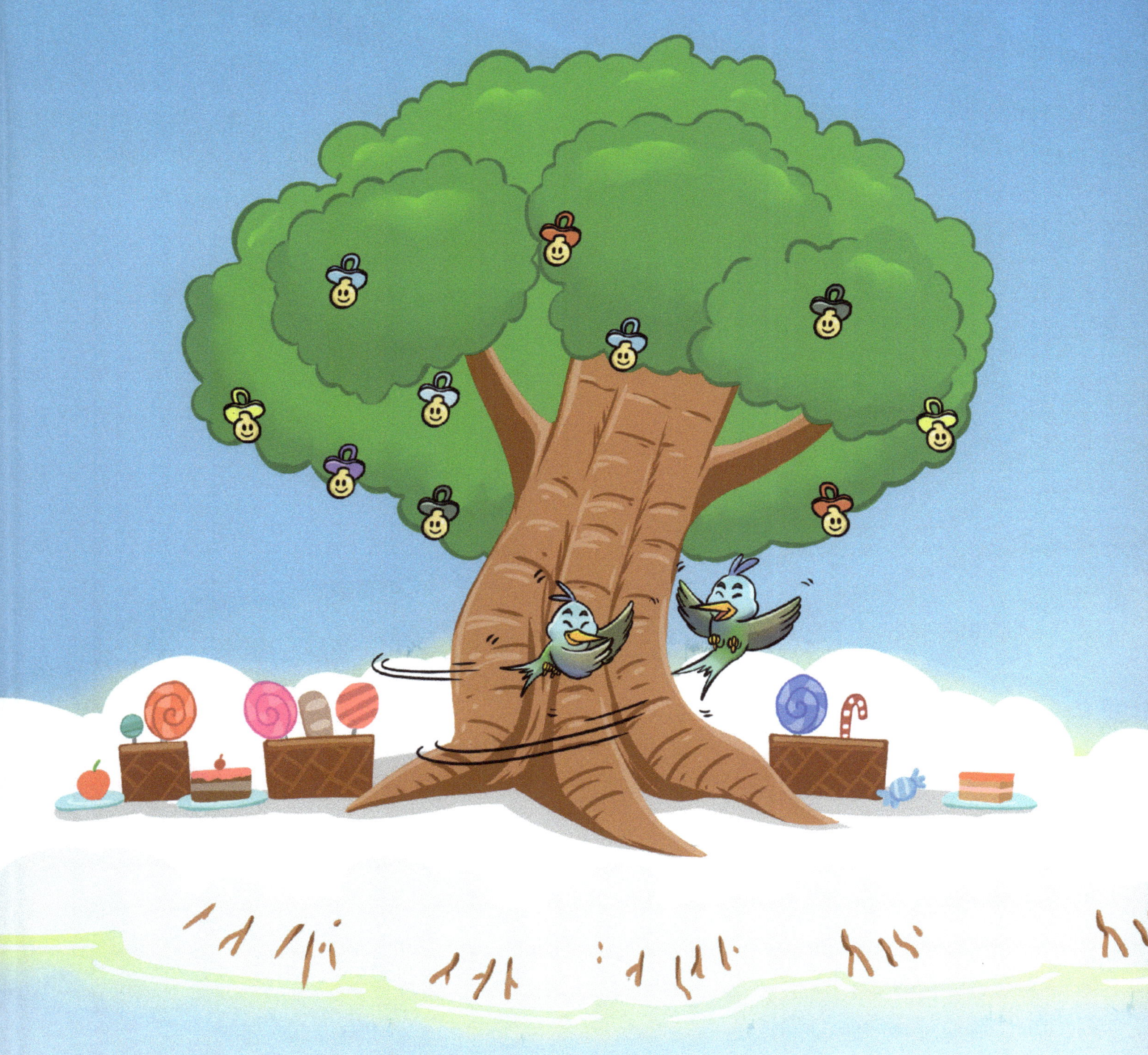

Ora divertiti tu a colorare la storia

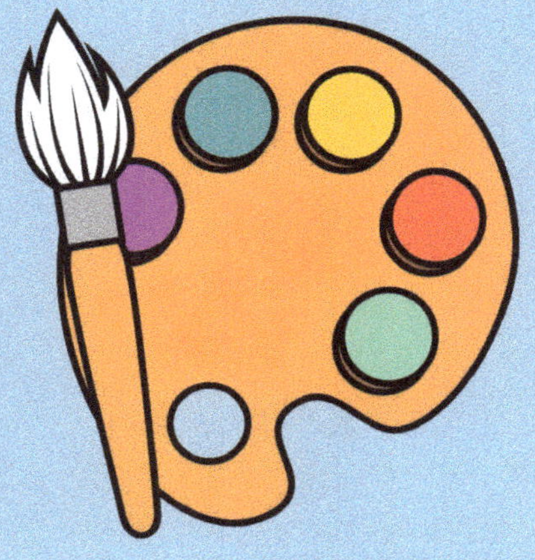

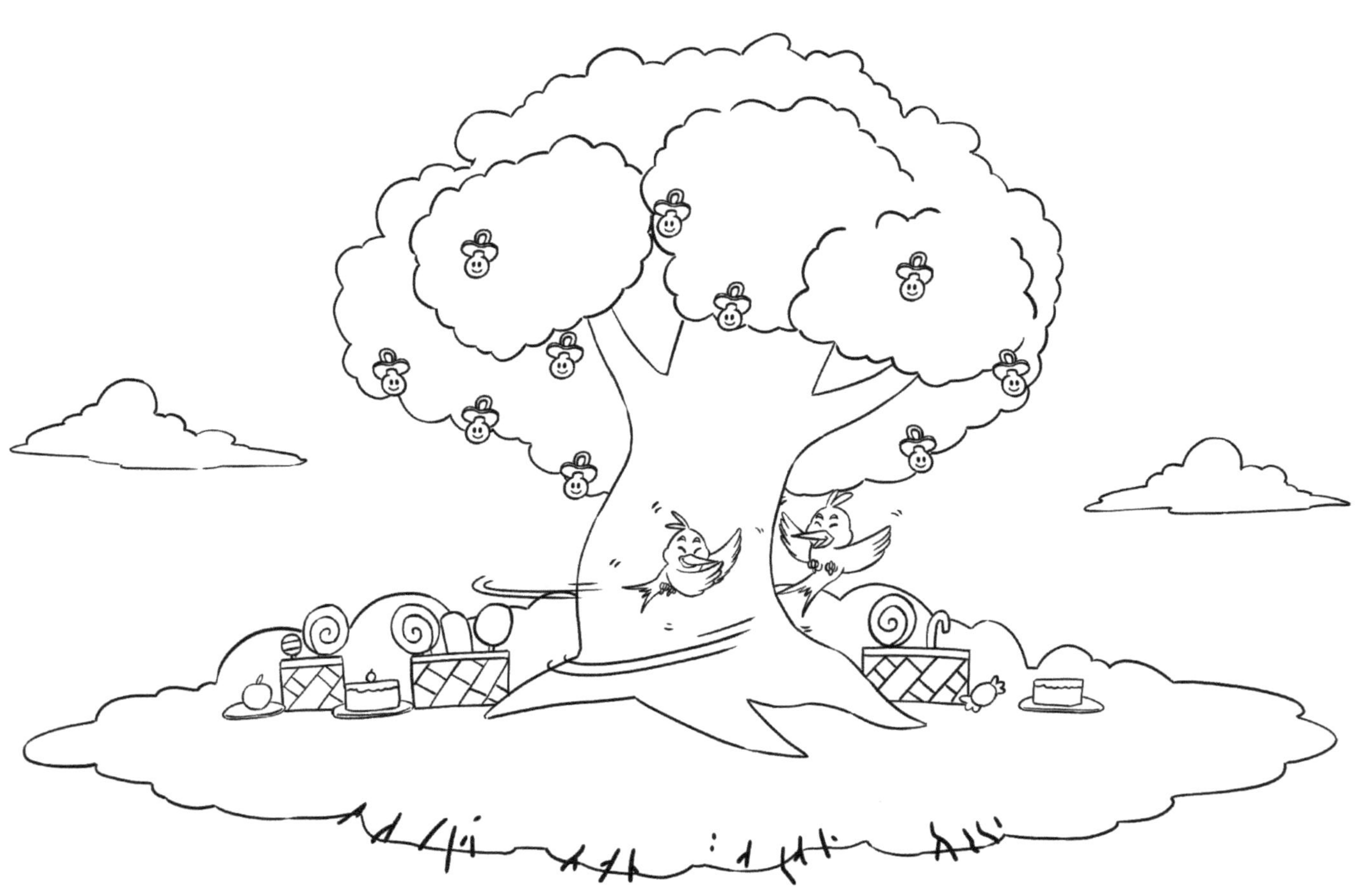

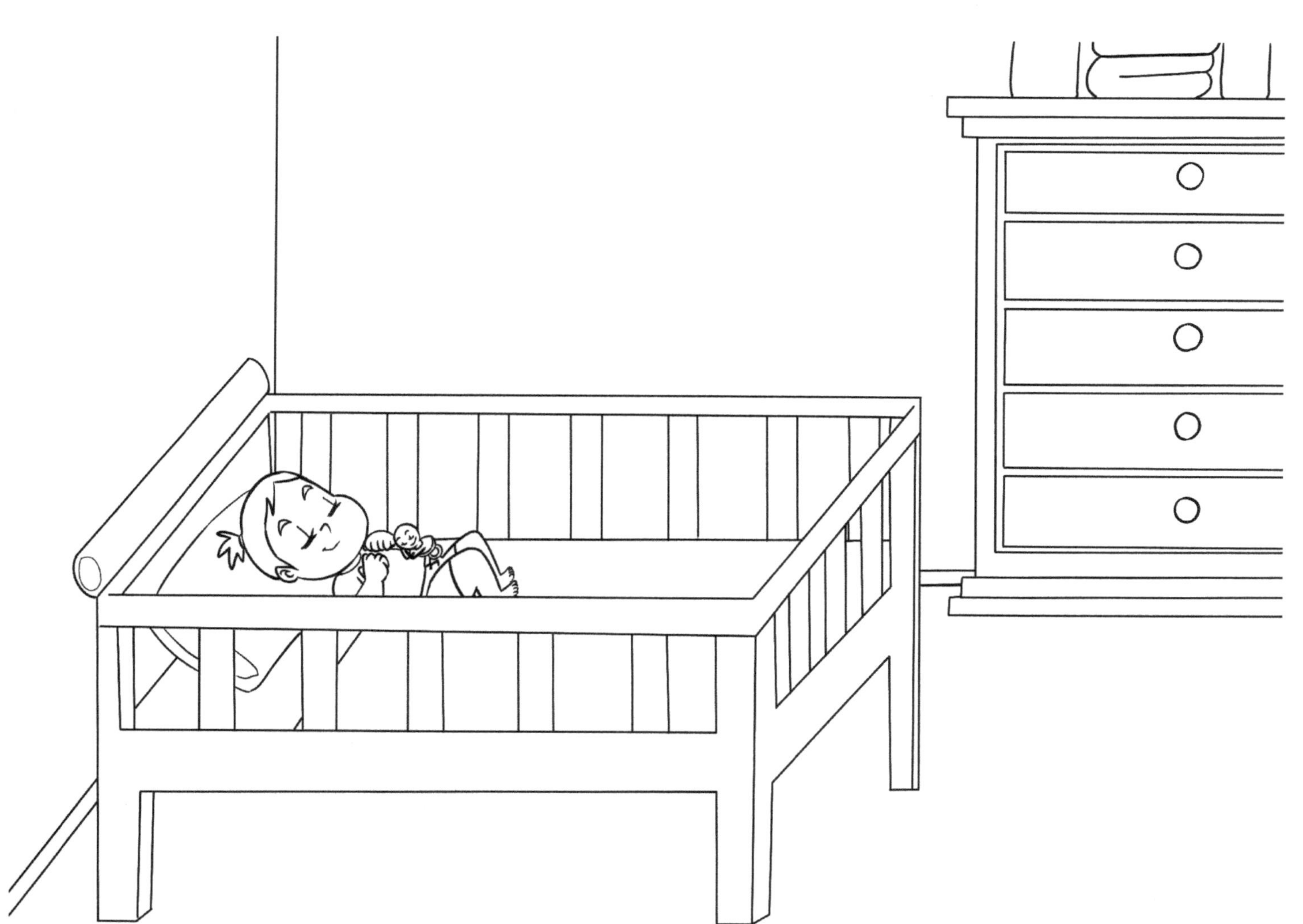

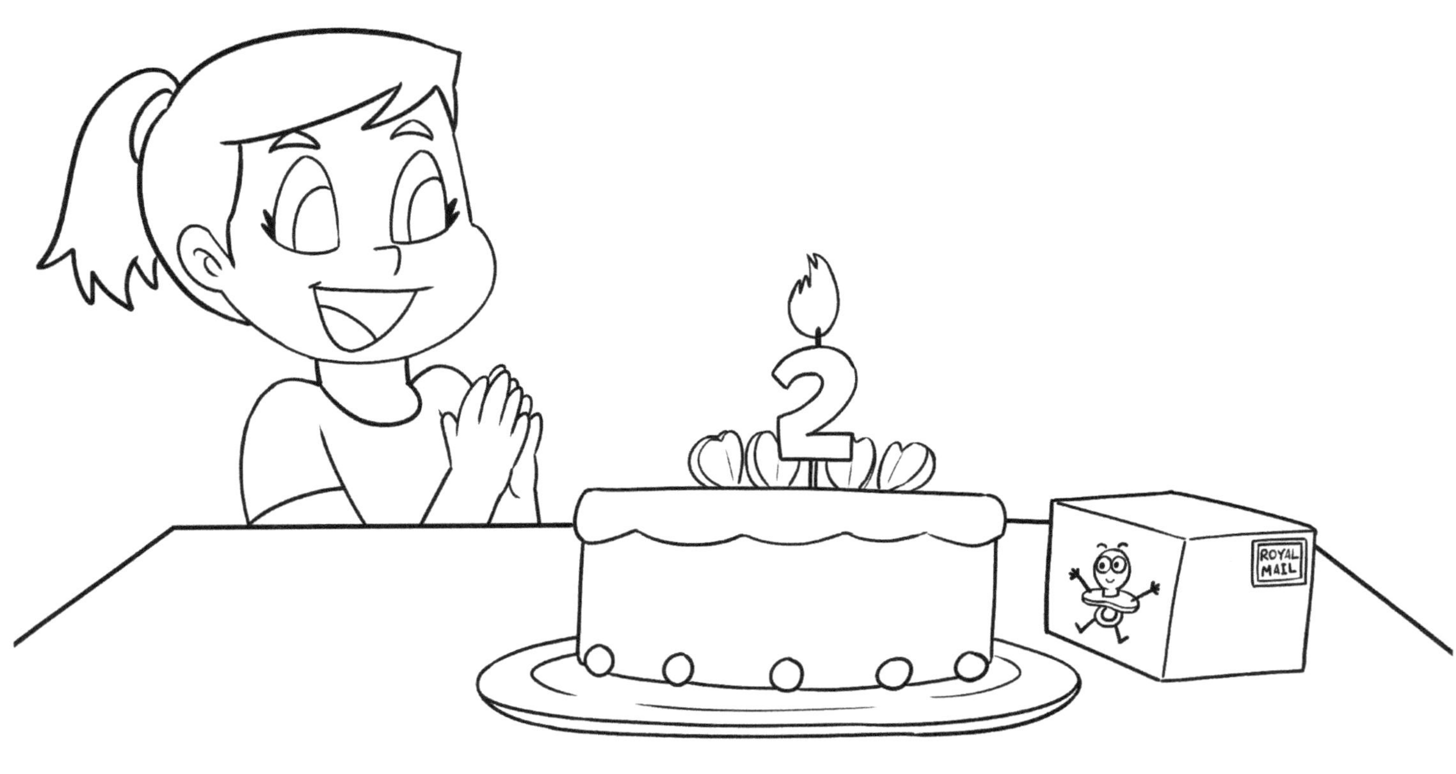

ROYAL
MAIL

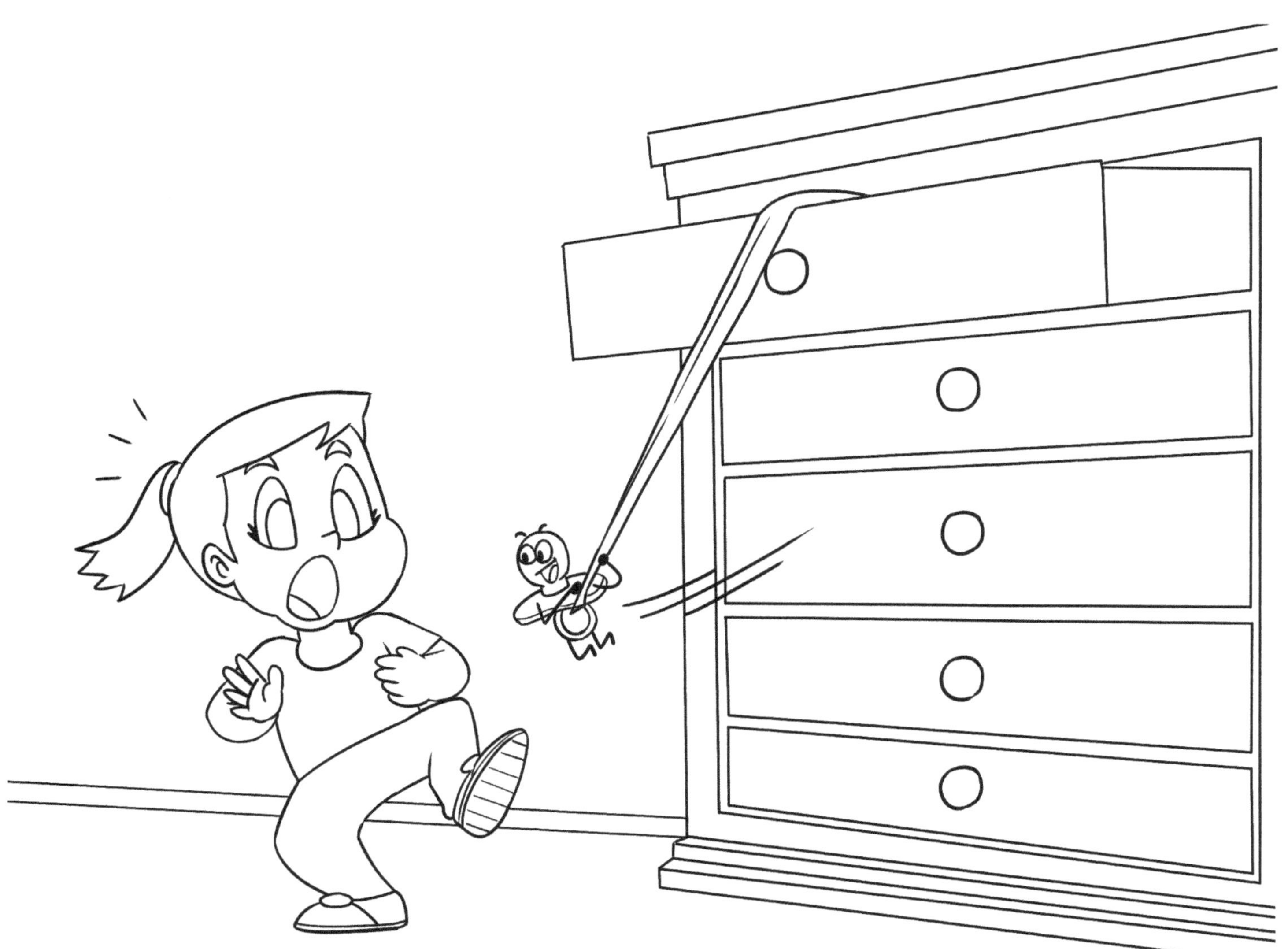

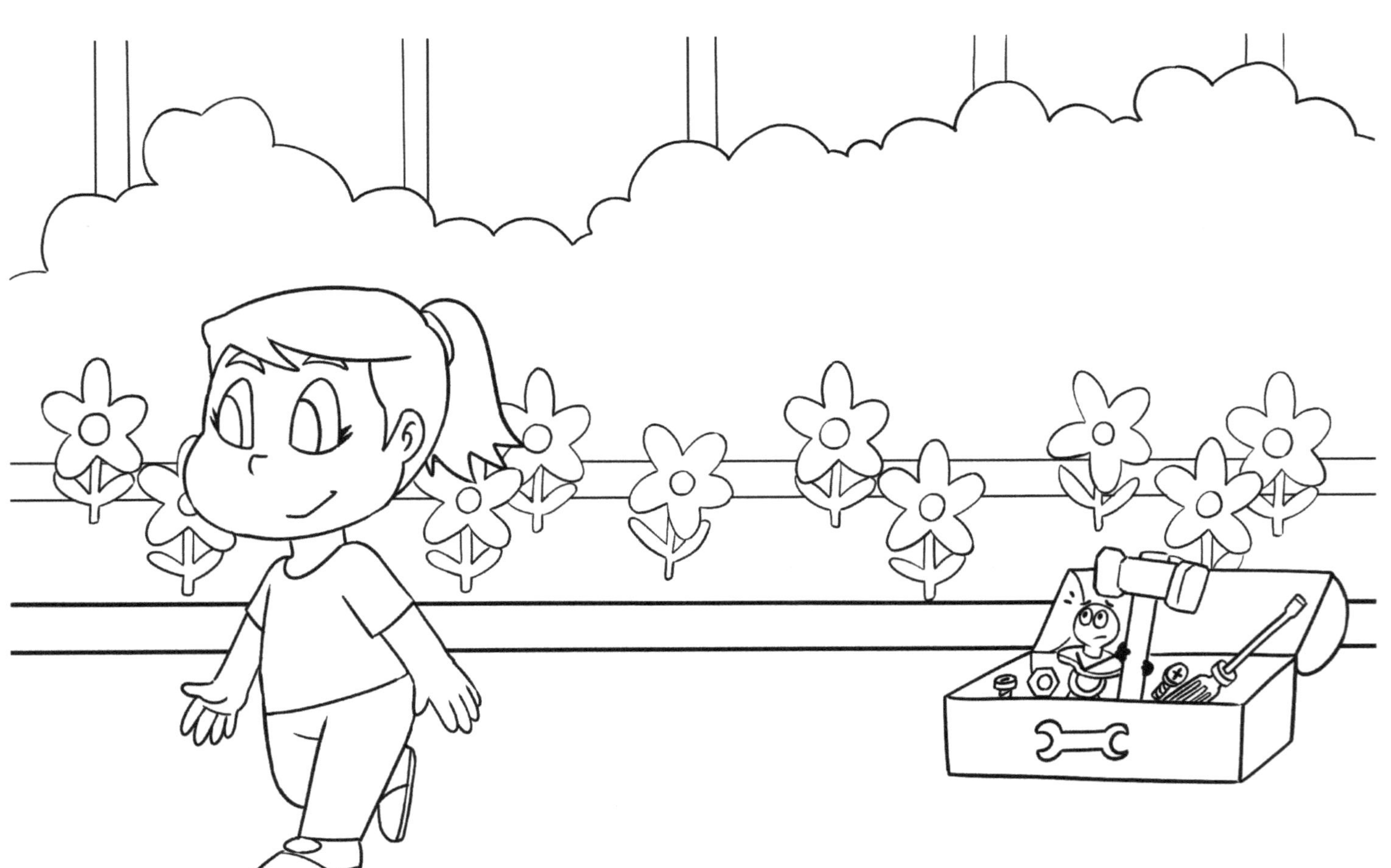

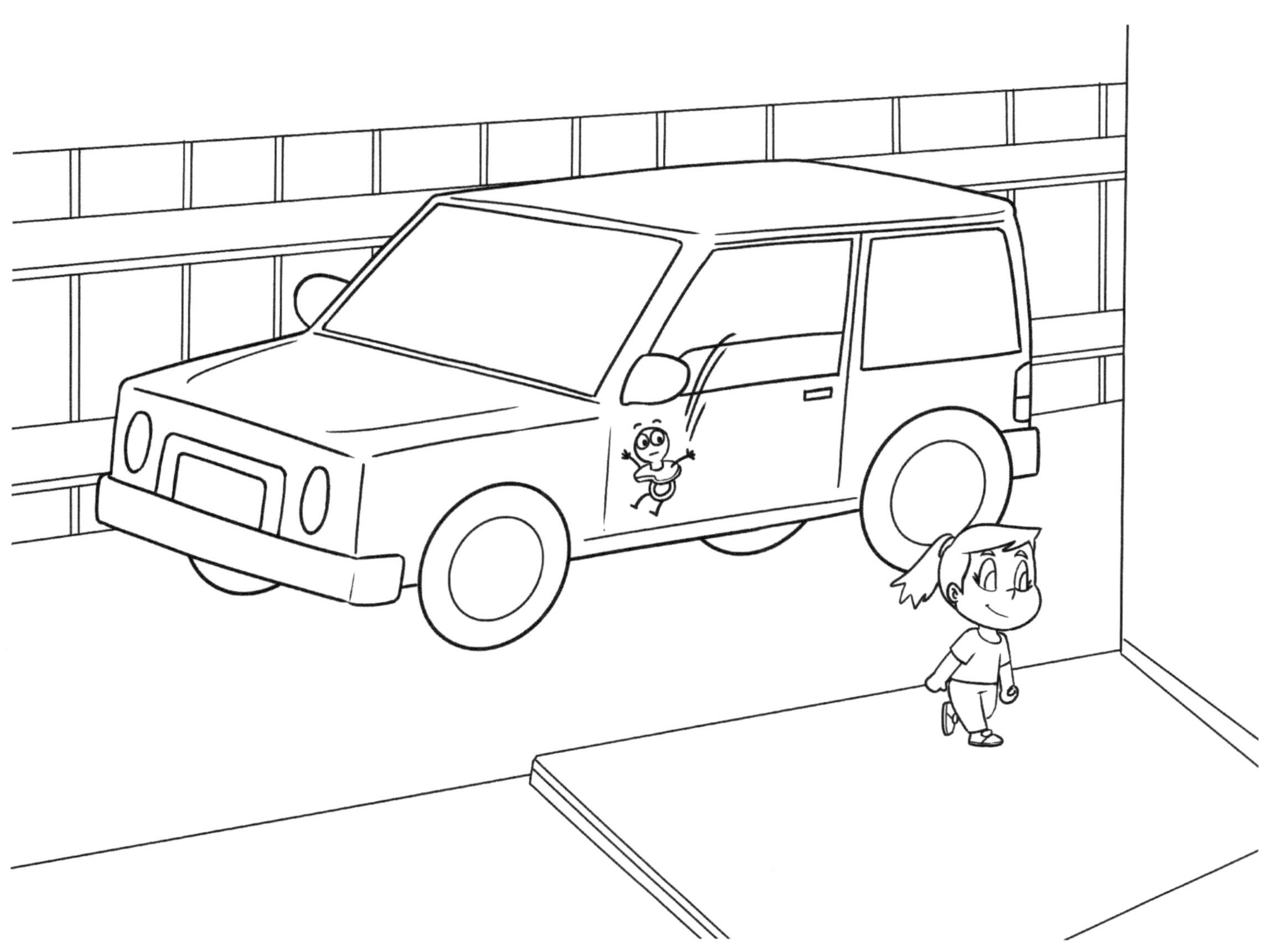

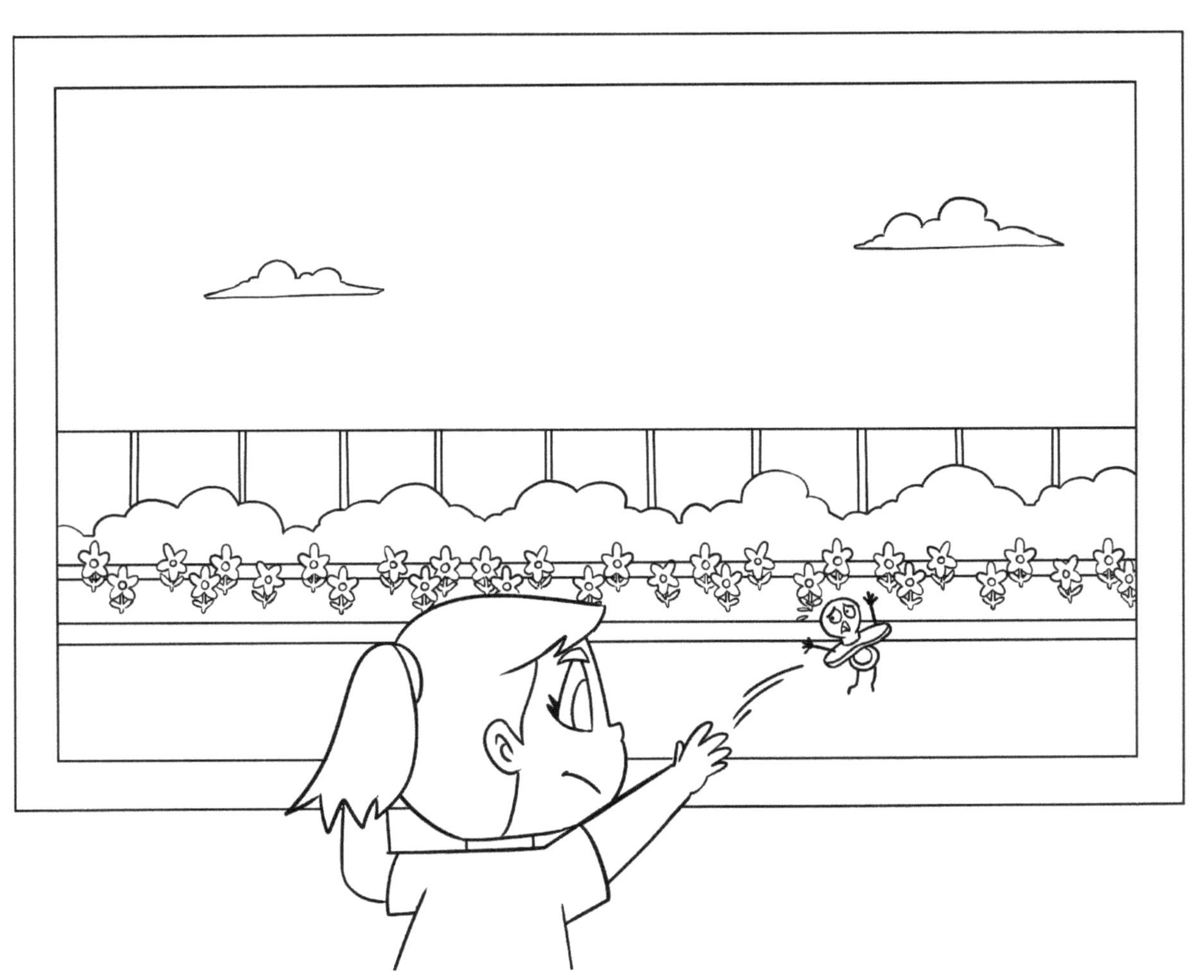

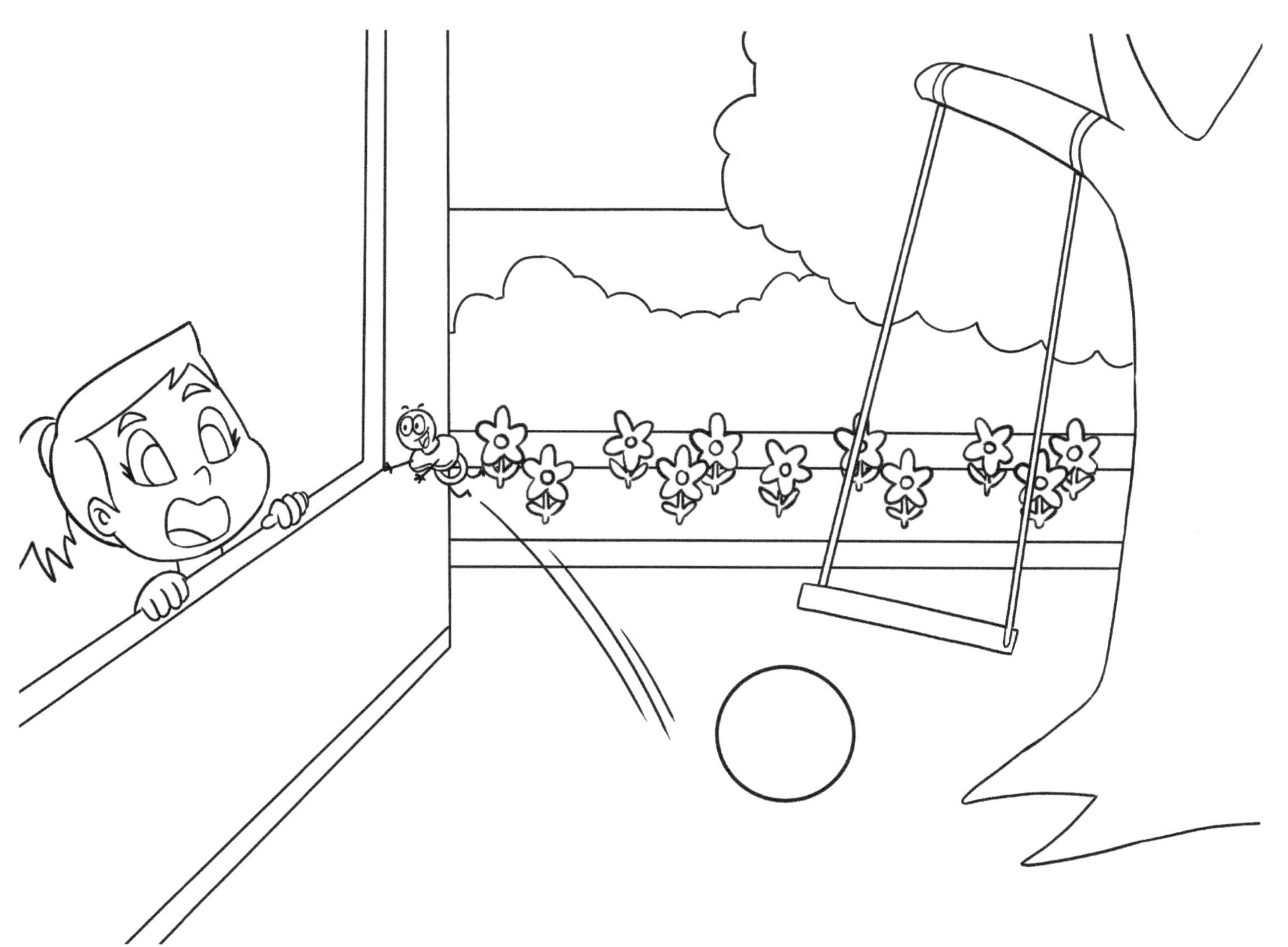

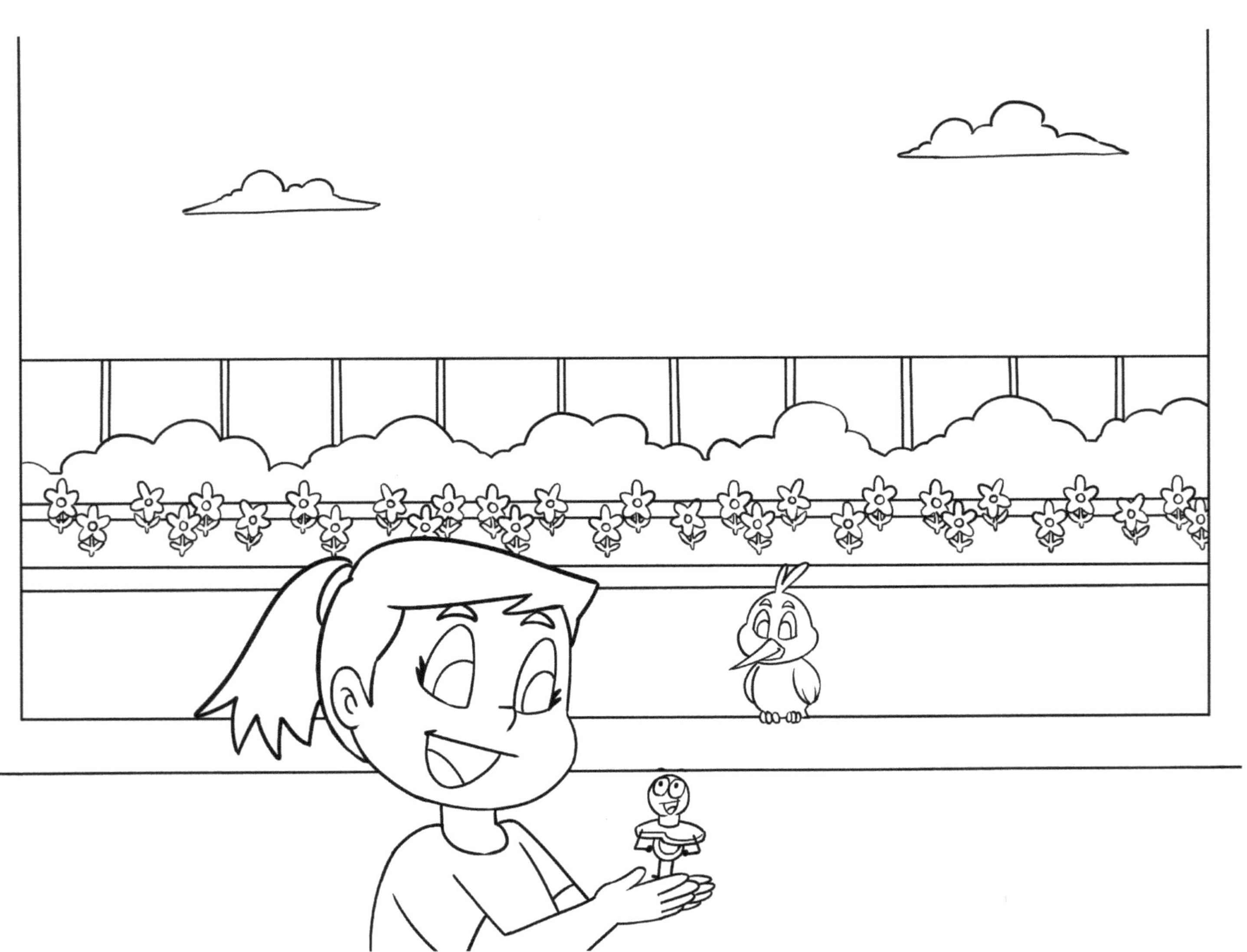

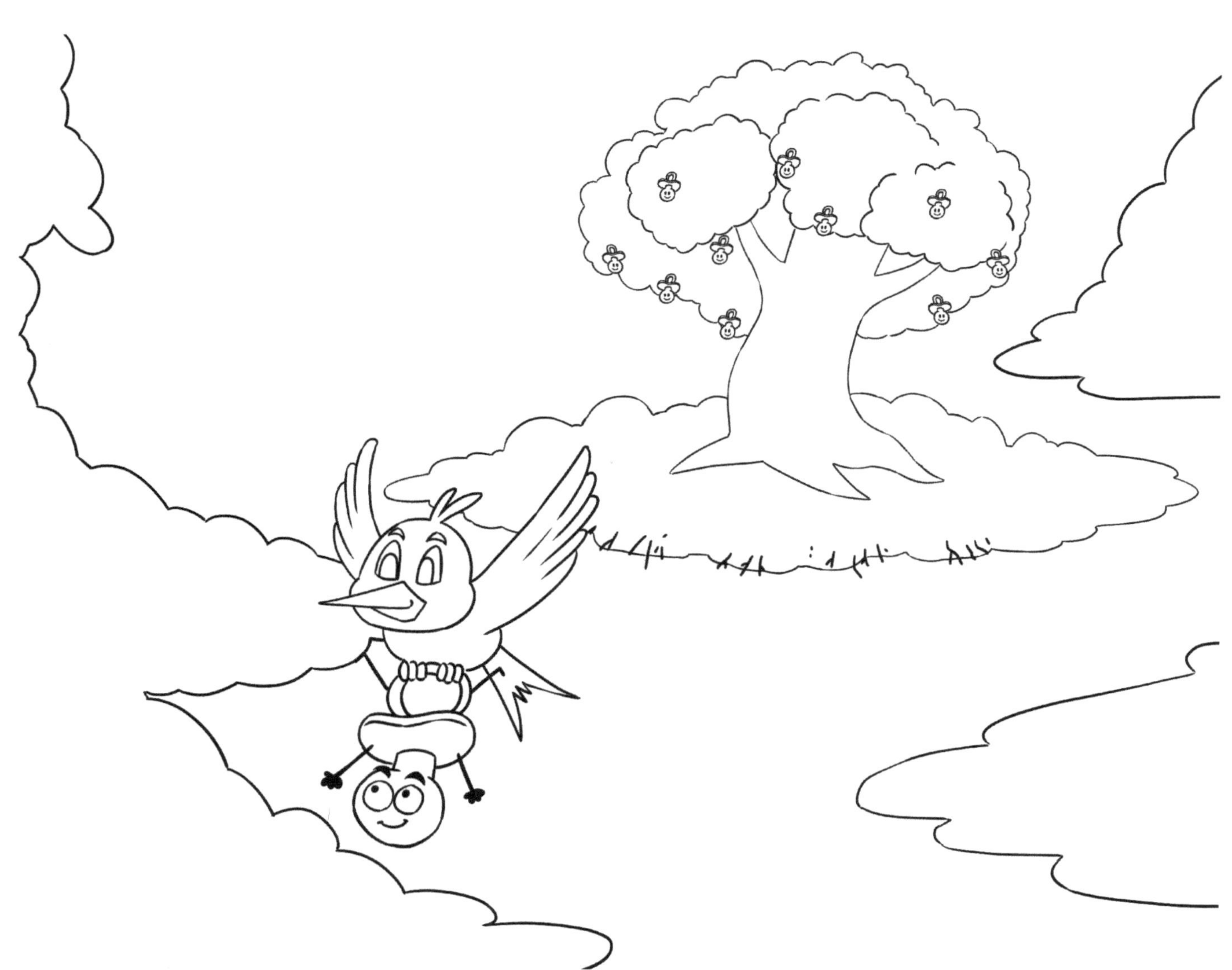

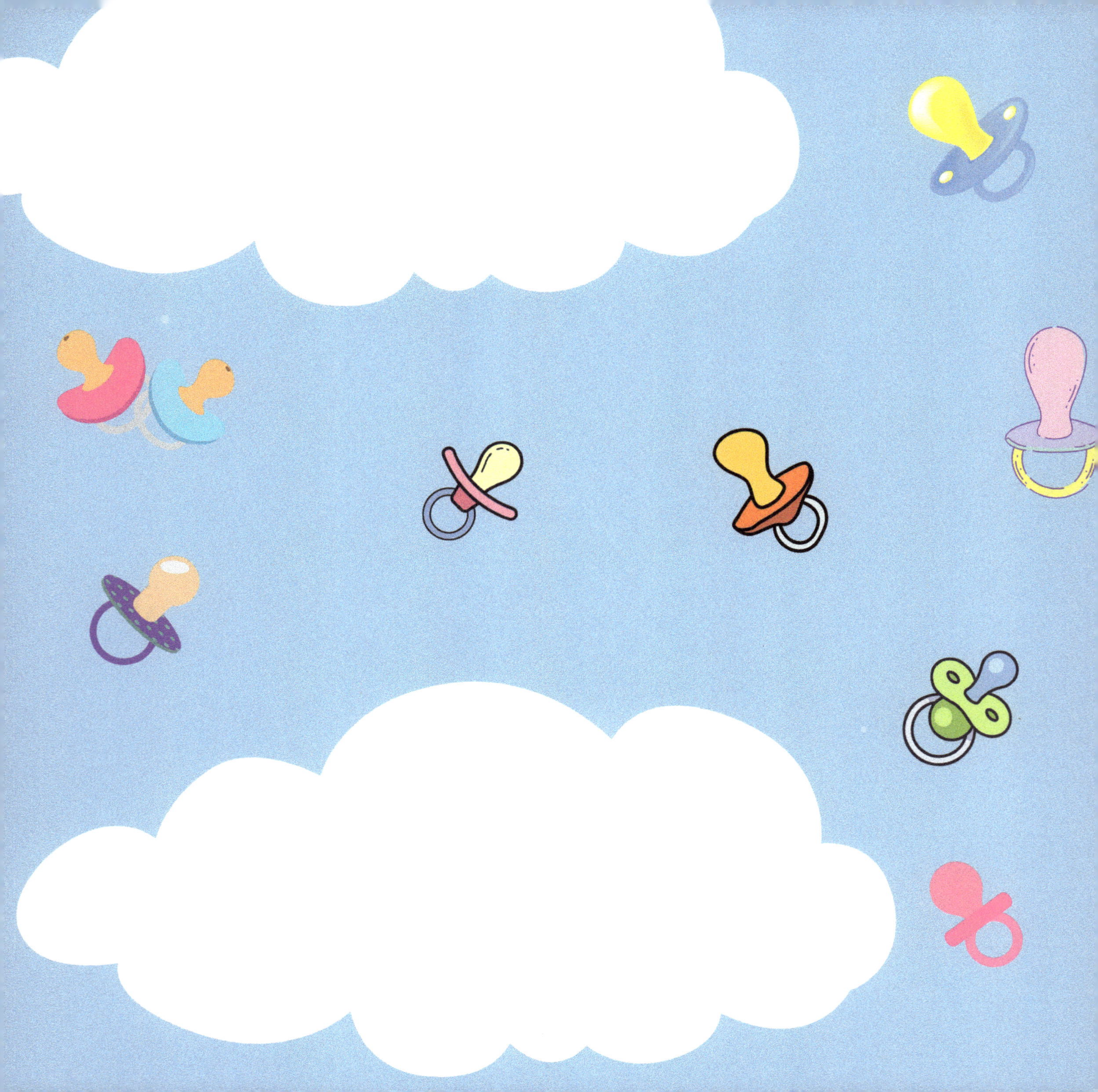

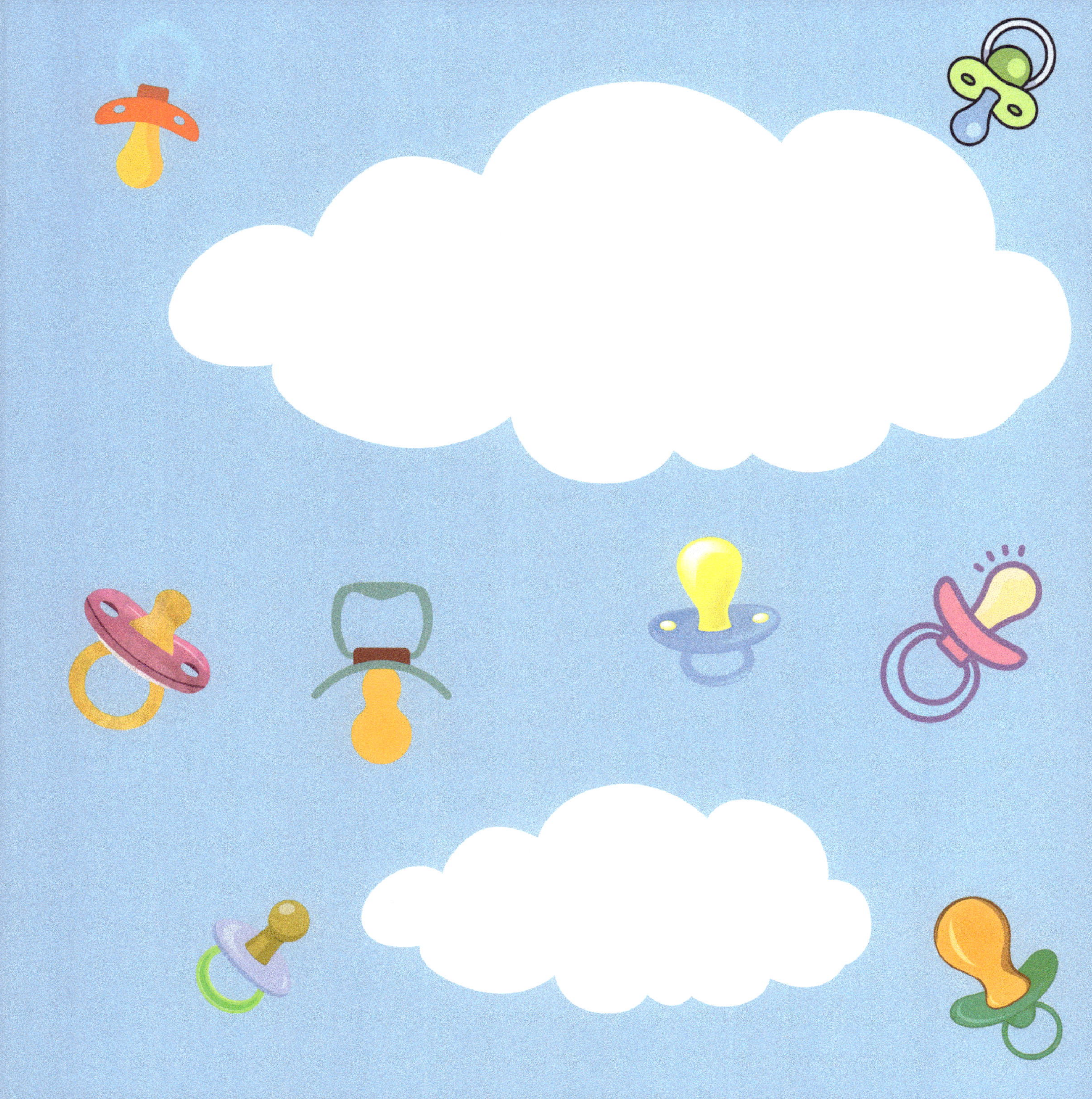